Stefan Beyer

Demenz ist anders

Über den Versuch einer einführenden Begleitung

BALANCE **erfahrungen**

Stefan Beyer

Demenz ist anders

Über den Versuch einer einfühlenden Begleitung

Stefan Beyer: Demenz ist anders.
Über den Versuch einer einfühlenden Begleitung
1. Auflage 2007
ISBN 978-3-86739-020-0

Die Deutsche Nationalbibliothek verzeichnet diese Publikation in Der Deutschen Nationalbibliografie; detaillierte bibliografische Daten sind im Internet über http://dnb.d-nb.de abrufbar.

Lektorat: BALANCE buch + medien verlag
Umschlagkonzeption durch p.o.l kommunikation design, Köln,
unter Verwendung eines Fotos von www.fotolia.de
Layoutkonzept: Iga Bielejec, Nierstein
Satz: BALANCE buch + medien verlag
Druck und Bindung: Clausen & Bosse, Leck

Einführung

In diesem Buch beschreibe ich, wie ich mich auf die Demenz meiner Mutter einließ und was sich dabei herausstellte. Es stellte sich zum Beispiel heraus, dass ich den Umgang mit meiner Mutter während ihrer Demenz oft persönlich bereichernd finden konnte, in gewisser Hinsicht sogar interessanter als vor der Erkrankung! Dieses Erleben der Beziehung zu meiner Mutter, das den gängigen Vorurteilen widerspricht und anscheinend auch von dem Erleben vieler anderer pflegender Angehöriger abweicht, möchte ich erklären, so dass es für den Leser möglichst einfühlbar und nachvollziehbar werden kann. Ich möchte mich auch mit der Frage beschäftigen, wie meine Mutter ihre Demenz und die Demenzbegleitung erlebt haben mag. Ich könnte auch sagen: Ich habe in diesem Buch nach dem Ende der Pflegezeit das aufgeschrieben, was ich gerne am Anfang dieser Zeit irgendwo gelesen hätte. Dies betrifft vor allem das umfangreiche Kapitel, in dem es um »meine Methoden« geht.

Ich habe im Laufe der Pflegezeit Gesprächs- und Umgangsweisen gesammelt und zum Teil selbst entwickelt, die sowohl mir als auch meiner Mutter gefielen bzw. guttaten. Diese Umgangsweisen werden im Mittelteil dieses Buches ausführlich, mit vielen Beispieldialogen, dargestellt. Dazu gehört auch die Vorstellung einiger methodischer und theoretischer Quellen, aus denen ich geschöpft habe und aus denen andere Betroffene natürlich ebenfalls schöpfen können.

Die detaillierte Darstellung eines konkreten Einzelfalls hat meines Erachtens Vorteile gegenüber einer abstrakten Abhandlung über Demenz oder Demenzbegleitung. Sie ermöglicht dem Leser eine Art von gefühlsmäßiger Vorstellung davon, wie es sein kann, in einer solchen Situation zu leben.

Es ist sicherlich nicht immer ganz einfach, einen sich demenziell verändernden Angehörigen zu begleiten – das gilt auch für meinen Fall. Die schwierige Seite der Pflege ist jedoch in der Öffentlichkeit hinlänglich bekannt; sie ist das, was jedem sofort einfällt, wenn von Alzheimer oder Demenz die Rede ist. Daher soll in diesem Buch vorwiegend eine andere, positive Seite dargestellt werden, die sich unter bestimmten Bedingungen entwickeln kann und die ich selbst anfangs nicht erwartet hatte.

Ich hatte allerdings den Vorteil, dass ich bereits ein Interesse und eine berufliche Ausbildung im Bereich psychologischer Begleitung hatte, als ich begann, meine Mutter zu pflegen. Ich musste meine Kenntnisse nur noch ein bisschen anpassen und mir zusätzlich ein paar demenzspezifische Informationen anlesen, um sie im Umgang mit meiner Mutter nutzen zu können. Die meisten hilfreichen Vorgehensweisen in diesem Bereich sind jedoch keineswegs so schwierig, dass sie nicht auch für Laien anwendbar wären. Dabei verleiht es nach meiner Einschätzung den professionellen »Techniken« sogar eine zusätzliche Dimension und Power, wenn sie in den Kontext einer Beziehung zwischen sich nahestehenden

Angehörigen integriert werden. Ich denke daher, dass nahezu jeder – auch ohne professionellen Hintergrund – die eine oder andere Idee aus diesem Buch im Kontakt mit einer demenzkranken Person nutzen und damit die Beziehung zu dieser Person zumindest ein kleines bisschen angenehmer und besser gestalten kann. In vielen Fällen könnte der Inhalt dieses Buches für den Leser einen großen Unterschied zum Guten bewirken.

Ich habe meine demenzkranke Mutter zunächst vier Jahre lang weitgehend allein als ihr einziges Kind in ihrem Haus, meinem Elternhaus, betreut. Als mir diese Situation vor allem zu einschränkend für mein eigenes Leben wurde, habe ich meine Mutter schweren Herzens in ein Alten- und Pflegeheim gegeben, wo ich sie dann fast täglich eine Stunde lang besuchte. Diese Zeit der regelmäßigen Besuche dauerte ebenfalls vier Jahre, bis zum Tod meiner Mutter Anfang 2005 im Alter von 89 Jahren.

Ich kenne also sowohl die Situation häuslicher Pflege als auch die Version der stationären Versorgung im Heim. Ich kenne auch die leidvollen Aspekte, die in beiden Szenarien möglich sind: in häuslicher Pflege möglicherweise den ganzen Tag, die ganze Woche, das ganze Jahr über zur Verfügung stehen zu müssen und bei einer Unterbringung im Heim mit den – sagen wir einmal vorsichtig – »nicht idealen« Gegebenheiten dort konfrontiert zu sein. Optimal ist sicher ein organisatorischer Rahmen, der den Pflegenden zeitlich und emotional nicht überfordert. Der Frage, wie sich die Pflege eines Angehörigen und die Fürsorge für sich selbst – soweit möglich – miteinander vereinbaren lassen, möchte ich, da sie sehr wichtig ist, ebenfalls ein Kapitel widmen.

Möglicherweise möchten das Pflegeheim und seine Bewohner lieber nicht eindeutig identifizierbar sein. Daher habe ich zur Anonymisierung einige Informationen in diesem Buch, die sich auf das Heim beziehen, verfälscht. Übereinstimmungen zwischen den diesbezüglichen Angaben in diesem Buch und real existierenden Institutionen wären also rein zufällig.

Bei allem, was ich schreibe, möchte ich dem Leser nahelegen, es nicht unkritisch zu übernehmen. Ich gebe in diesem Buch hauptsächlich anhand der beschränkten Erfahrung eines Einzelfalls und mit einem sicher nicht ganz unvoreingenommenen Blick den jetzigen Stand meines Verständnisses wieder. Es ist auch immer zu bedenken, dass Demenzkranke sehr verschieden sind: Sie sind eben in erster Linie einzigartige Individuen und nicht in erster Linie Repräsentanten für die gleiche medizinische Kategorie.

Apropos medizinische Kategorien: Was meine Mutter angeht, war es nicht ganz eindeutig, welchen Typ von Demenz sie hatte. Möglicherweise war es – was nach gegenwärtigem Kenntnisstand häufig vorkommt – eine Mischung aus Alzheimer- und vaskulärer, also gefäßbedingter Demenz. Die medizinische Diagnose und Therapie demenzieller Veränderungen ist jedoch nicht Thema dieses Buches. Für die psychologische Begleitung spielt eine solche Kategorisierung höchstens eine untergeordnete Rolle: Ein Begleiter würde sich in jedem Fall »personzentriert« auf das jeweilige Erleben und Verhalten sozusagen auf der Symptomebene einstellen. Der Inhalt dieses Buches soll an keiner Stelle gegebenenfalls notwendigen professionellen Rat, etwa eines Arztes, Facharztes oder Psychotherapeuten, ersetzen. Dieses Buch soll nicht nur informieren, sondern vor allem inspirieren: Es soll Ihnen etwas Lust und Neugier auf die nächste Begegnung mit einem dementen Menschen machen.

Stefan Beyer

Verschiedene Annahmen zur Demenz

»Du begegnetest Sterbendem, ich Neugeborenem.«
Shakespeare

Vorurteile

Während der Demenz meiner Mutter sind mir von Seiten ihrer früheren Bekannten und Freundinnen, aber auch von Verwandten, einige Meinungen begegnet, die meines Erachtens eine unzutreffende und irreführende Auffassung ihres Zustands beinhalten. Mit anderen Worten: Ich halte sie für Vorurteile oder Fehlurteile und möchte daher gerne dazu Stellung nehmen. Es wurde etwa gesagt: »Wir haben uns überlegt, deine Mutter nicht mehr im Heim zu besuchen. Sie erkennt uns ja doch nicht mehr und erinnert sich nachher auch nicht mehr an unseren Besuch, also hat sie nichts mehr davon.«
Oder: »Leute, die sie von früher kennen, würden doch sagen, ihr Leben ist nichts mehr wert.«
»Sie ist wie ein kleines Kind, nur mit dem Unterschied, dass sie

sich quasi zurückentwickelt, während aus Kindern noch etwas wird.«

»Man kann sich ja doch nicht mehr mit ihr unterhalten.«

Jemand sagte zu ihrem Tod: »Sie ist jetzt endgültig gegangen, eigentlich war sie ja schon vorher mehr oder weniger gegangen.«

Wie in diesen Äußerungen zum Teil schon angedeutet ist, führten Annahmen dieser Art häufig dazu, dass man den Kontakt mit meiner Mutter eher vermied und auf Besuche verzichtete. Oder aber es fand ein Kontakt statt, aber das, was gesagt wurde, oder die Art, wie es gesagt wurde, oder die Atmosphäre, in der die Begegnung stattfand, hatte eine distanzierende bzw. distanzierte Qualität. Es leuchtet ein, dass meine Mutter in dieser Situation dann auch nicht gerade in bester Form war, sondern entweder nichts oder vermehrt Unverständliches sagte. Dies wiederum mag den Besucher in seinen Annahmen eher bestärkt haben.

Wie man den Zustand meiner Mutter verstand und wie man mit ihr umging, hing also wechselseitig zusammen. Wenn ich später beschreibe, wie ich auf meine Mutter eingegangen bin, was funktioniert und sowohl mir als auch meiner Mutter gefallen hat, dann hängt dies mit einer anderen, optimistischeren Sichtweise ihres Zustands zusammen.

Die »innere Person«

Ich würde zum Beispiel nicht sagen, dass meine Mutter schon während der Demenz gegangen war, als ob sie als Person nicht mehr da gewesen wäre. Ich würde im Gegenteil sagen, sie war während ihrer Demenz oft sehr stark »da«, sehr lebendig, echt und berührend, vielleicht sogar mehr als früher. Aber vielleicht verstehe ich dabei etwas anderes unter »sie« oder unter »Person« als die anderen, die von einem langsamen Verfall und einer Rückentwicklung der Person sprechen. Denn natürlich gibt es auch solche Aspekte.

Es ist sicher richtig, dass im Laufe der Demenzerkrankung aus medizinischer Sicht gewisse Strukturen im Gehirn zunehmend geschädigt werden. Wir beobachten, wie insbesondere die kognitiven Leistungen nachlassen. Der Betroffene kann nicht mehr so gut begrifflich denken und sich entsprechend äußern, er ist örtlich und zeitlich nicht mehr »realitätsgerecht« orientiert, und vor allem das Gedächtnis funktioniert immer weniger gut. Damit verbunden sind auch andere »Persönlichkeitsveränderungen«. Insofern stimmen die Bemerkungen über die Rückentwicklung und das allmähliche »Weggehen« der Person.

Ich glaube jedoch nicht, dass das die ganze Person ist, nicht nur deshalb, weil mir meine Mutter in ihrer Demenz wie gesagt sehr lebendig und ausdrucksstark erschien, mehr als mancher nicht demente Mensch in ihrem Alter.

Ich sehe es so: Demenz ist eine Art Lebenssituation, in die ein Mensch geraten kann, wobei die genannten zunehmenden Einschränkungen psychischer Fähigkeiten ein Teil der Situation sind. Es ist jedoch immer noch eine Person da, die diese Situation erlebt und in irgendeiner Weise bewältigt. Das äußert sich sehr deutlich an der Fähigkeit zur Metakommunikation zumindest in den Anfangsphasen der Demenz, wenn der Betroffene seine Demenz bemerken und diesen Zustand kommentieren kann. Wenn jemand sagt: »Ich bin heute ganz durcheinander und das finde ich ganz schlimm«, oder: »Ich bin doof geworden«, dann ist der

Teil der Person, der dies feststellen und sagen kann, offensichtlich nicht so durcheinander oder »doof«. Genauso wie ein Schatten nicht an einer schwarzen Wand sichtbar werden kann, sondern nur an einer weniger dunklen als der Schatten, braucht es auch einen nicht oder zumindest weniger dementen Teil der Psyche, um die demenziellen Veränderungen zu bemerken.

Es gibt also äußere Aspekte der Person, oder wenn man es personifiziert ausdrücken möchte, eine Art »äußerer Person«, die im Verlauf der Demenz wirklich eher »geht« oder verglichen mit dem Zustand von zum Beispiel zehn Jahren vorher »schon gegangen ist«. Dem steht eine Art »innerer Person« gegenüber, die bleibt, die irgendwie mit dem Verfall der äußeren Person zurechtkommen muss und dabei vielleicht sogar im weitesten Sinn etwas lernen, sich »vorwärtsentwickeln« kann, wie ich später ausführen werde.

Diese Differenzierung kann man natürlich bei jedem Menschen machen. Wenn ich zum Beispiel sage: »Ich bin ein misstrauischer Mensch geworden, eigentlich wäre ich lieber nicht so misstrauisch«, oder: »Ich fühle mich depressiv, ich verstehe gar nicht, wieso«, dann ist das zwanghafte Misstrauen oder die Depression eher die äußere Schicht meiner Person, so etwas wie das Gehäuse der Schnecke, während das »lieber nicht so sein« eher der inneren Schicht entspricht, dem fleischigen Teil der Schnecke, der in dem Gehäuse wohnt. Die innere Schicht wird mehr als »meins«, als natürlich zu mir gehörig wahrgenommen, die äußere eher als etwas, das mir passiert ist oder sich später entwickelt hat. Meines Erachtens ist das, was ich hier die »innere Person« nenne, etwas Lebendigeres als die äußeren Aspekte, genauso wie der fleischige Teil der Schnecke lebendiger ist als ihr Haus.

Übrigens besteht ein therapeutischer Prozess, eine Heilung, bei den zuletzt genannten Beispielen nach meinem Verständnis vorzugsweise nicht darin, gegen das eigene Misstrauen oder die depressiven Gefühle anzugehen, sondern umgekehrt darin, die Lebendigkeit der inneren Person in die äußere Schicht gewissermaßen auszudehnen, das heißt zu versuchen zu verstehen, was ich mit dem Misstrauen oder der Depression »gemeint« habe oder meine. Die »gefühlte Bedeutung« zu der äußeren Schicht ist die lebendige Version, bei der die innere Person wieder beteiligt ist.

Allgemein gesagt stärkt es die innere Person, Kontakt zu der gefühlten Bedeutung aufzunehmen, eigenes Behagen oder Unbehagen zu fühlen und zu verstehen, Worte oder andere Ausdrucksweisen dafür zu finden und gegebenenfalls gegenüber einfühlsamen anderen zu äußern. Dies gilt auch für Demenzkranke. Deshalb habe ich meine Mutter auch oft danach gefragt, ob etwas »gut oder nicht so gut« sei – eine sehr einfache Frage, die dazu einlädt, das eigene Erleben zu spüren und auszudrücken.

Ein Demenzkranker kann angesichts seiner Demenz, seiner damit verbundenen veränderten Wahrnehmung der Welt und seiner kognitiven Einschränkungen zum Beispiel schockiert sein und in Panik geraten oder aber sich hinein entspannen und sich darauf einlassen. Damit meine ich nicht, dass der Betroffene völlig frei darin ist, wie er sich auf seine Demenz bezieht. Es wird von vielem abhängen, etwa von im bisherigen Leben erworbenen Umgangsweisen mit innerem Erleben. Es mag auch mit Erfahrungen bei früheren Verlusten im Leben zusammenhängen, wie jemand den drohenden oder mehr oder weniger eingetretenen »Verlust des Verstandes« bewältigt.

Insbesondere wird es aber auch davon abhängen, wie andere wichtige Personen im sozialen Umfeld, also insbesondere die nahestehenden und betreuenden Personen, auf die Demenz reagieren. Wenn diese schockiert sind und sich distanzieren, liegt es nahe, dass auch der Demenzkranke verzweifelt. Wenn sie sich einlassen können, wenn der Demenzkranke die Erfahrung macht, dass er trotzdem geliebt, geschätzt und respektiert wird, dass das Leben »ohne« bzw. mit »weniger Verstand« auch schöne Momente haben kann, wird es ihm leichter fallen, sich ebenfalls einzulassen und sich in der neuen Situation einzurichten.
Ich würde nicht primär unterscheiden zwischen Demenzkranken, die kognitiv leistungsfähiger sind, und solchen, die weniger fit sind. Viel wichtiger finde ich die Unterscheidung zwischen eher glücklichen und eher unglücklichen Dementen. Die Person wird aber glücklich in dem Maße, in dem die innere Person zufrieden ist.

Echter Kontakt

In den eingangs als Vorurteile zitierten Meinungen wird meine Mutter anscheinend vor allem mit ihren äußeren Aspekten identifiziert, metaphorisch gesprochen mit dem Gehäuse der Schnecke. Damit verbunden identifizieren sich viele Urheber dieser Meinungen selbst anscheinend oft auch eher mit solchen Aspekten ihrer eigenen Person. Eine gelungene Kommunikation ist für sie sozusagen die zwischen zwei Schneckenhäusern. Konventioneller Smalltalk, bei dem wenig Persönliches und viel Sachliches mitgeteilt wird, entspricht dieser Kommunikationsebene, und wenn Demenzkranke dazu nicht in der Lage sind, dann scheint es aus dieser Perspektive so, als könne man mit ihnen eben nicht mehr reden.

Dazu passt es auch, dass es viele Menschen für besonders wichtig hielten, ob meine Mutter sie namentlich erkannte. Das namentliche Erkanntwerden erschien ihnen offensichtlich als Bedingung für die Annahme, dass noch ein enger, persönlicher Kontakt möglich war. Mir persönlich war das namentliche Erkanntwerden als ihr Sohn Stefan nicht sehr wichtig, obwohl ich mich schon auch darüber freuen konnte, wenn meine Mutter in späteren Phasen ihrer Demenz meinen Namen wusste. Überhaupt hat es mich gefreut, wenn sich etwas an den äußeren Aspekten der Person, zum Beispiel den kognitiven Fähigkeiten meiner Mutter, besserte, weil das natürlich auch für ihr Wohlbefinden förderlich sein konnte. Wenn sie mich aber nicht als Stefan erkannte, fühlte ich mich doch immer noch als vertraute Person »erkannt«. Und selbst wenn sie auf die Nachfrage: »Mama, kennst du mich?«, und wenn sie dann eher irritiert guckte: »Oder bin ich ein Neuer und du siehst mich heute zum ersten Mal?«, antwortete, sie sehe mich zum ersten Mal, fühlte ich mich immer noch als angenehme Gesellschaft »erkannt«, denn offensichtlich war ich ein »Neuer«, der ihr guttat, über den sie sich freute. Manchmal ging ich dann auch darauf ein und fragte: »Wie heißt du denn?«, und sie antwortete stolz, nach kurzem Nachdenken: »Hanna!«, und dann sagte ich etwa: »Oh, Hanna! Das ist ja ein schöner Name!«, oder: »Guten Tag, Hanna«, und gab ihr die Hand, als wenn wir uns dort in ihrem Zimmer im Pflegeheim gerade neu kennenlernten.

Der Unterschied zwischen dem namentlichen Erkennen und dem Erkennen der Beziehungsqualität entspricht wieder dem zwischen äußerer und innerer Person. In meiner Intention »erkannt« zu werden, war mir wichtiger, als dass meine sozialen Etiketten – mein Name, mein Verwandtschaftsgrad – registriert wurden.

Kindliche Qualitäten

Dem Unterschied zwischen äußerer und innerer Person entspricht auch ungefähr der zwischen Fähigkeiten und Eigenschaften, die als spezifisch »erwachsen« gelten, und eher kindlichen Qualitäten.

Demenzkranke erscheinen oft kindlich, vielleicht einfach deshalb, weil ihnen ihre Erwachsenenfähigkeiten nicht mehr zuverlässig zur Verfügung stehen. Dann müssen eben die in gewissem Sinn einfacheren früheren Funktionen genutzt werden, die weniger von kognitivem Funktionieren abhängig sind. Wenn man sich nicht mehr gut kompliziert ausdrücken kann, dann äußert man sich eben einfacher, notfalls nonverbal. Das ist allerdings auch nicht nur etwas Negatives, denn die Intention des Ausdrucks bleibt, und »nicht kompliziert« bedeutet unter Umständen gleichzeitig unverstellter, direkter und damit manchmal passender.

Wenn meine Mutter früher mit anderen Menschen vielleicht freundlich über das Wetter gesprochen oder Kochrezepte ausgetauscht hätte, dann war sie in der letzten Zeit ihrer Demenz meistens eher »einfach so« freundlich, lächelte und bot allen Leuten ihre Hand zum Händeschütteln an. Ihre Freundlichkeit ist damit in meinen Augen eigentlich sogar besser zum Ausdruck gekommen. Wetterberichte und Kochrezepte sind in unserer Multimediawelt fast überall erhältlich.

Natürlich will ich mit all dem nicht die Demenz verherrlichen. Die positiven Aspekte, die sie auch hat, wiegen sicherlich ihre gravierenden Nachteile nicht auf. Wenn sie jedoch einmal da ist und nicht geändert werden kann, dann wäre es dumm, gewisse Vorteile nicht auch zu sehen. Das Ideal, das vermutlich auch Jesus gemeint hat, als er sagte, wir sollen wie Kinder werden, besteht wohl eher darin, als Erwachsene bestimmte positive Qualitäten von Kindern zu entwickeln, nicht darin, unsere Erwachsenenfähigkeiten aufzugeben, wie es in der Demenz unfreiwillig passiert. Wir sollten über das Wetter und Kochrezepte und all die praktischen Dinge, die unser Leben verbessern können, reden können und gleichzeitig zu einem unverstellten, direkten Kontakt in der Lage sein. Positive kindliche Qualitäten wie die, spielerisch, spontan, unverstellt und kreativ zu sein, das Leben zu genießen, zu staunen und unbefangen, offen und vertrauensvoll auf andere Menschen zuzugehen, sollten durch Erwachsenenfähigkeiten erweitert werden, nicht von ihnen abgelöst werden. Das Schneckenhaus sollte der Schnecke dienen und nicht umgekehrt. Dennoch finde ich diese kindlichen Qualitäten auch »an sich«, ohne die Erweiterung durch instrumentelle Erwachsenenfähigkeiten, nicht unangenehm.

Kann sich die Seele trotz Demenz entwickeln?

Kann sich die Seele in der Zeit der Demenz, also trotz der Demenz, weiter-, sozusagen vorwärtsentwickeln? Könnte die Demenz für den betroffenen Menschen eine sinnvolle Lebensphase sein oder werden? Kann es dementsprechend ebenso sinnvoll sein, einen alten Menschen dabei zu begleiten, so wie es üblicherweise für sinnvoll gehalten wird, ein Kind großzuziehen?
Nach Tom Kitwood, einem der maßgeblichen Vordenker zum Verständnis des Phänomens Demenz, kann es in einem Kontext

sehr guter Pflege sogar zu einer Rückentwicklung der Demenzsymptome und damit teilweisen Wiederherstellung der kognitiven Funktionen kommen. Dazu können etwa eine Verbesserung der Kontinenz und eine »moderate« Verbesserung des Gedächtnisses gehören. Kitwood nennt dieses Phänomen »Remenz«. Es gibt »zahlreiche Beispiele, in denen Verwandte von Heimbewohnern [wobei Letztere in einem sehr förderlichen Kontext betreut wurden; Anm. S. B.] erklären, dass ihre Angehörigen ›wieder sie selbst‹ geworden seien oder ›zu ihrer alten Persönlichkeit‹ zurückgefunden hätten«. (Morton 2002, S. 187)

Diese Beobachtung ist schon erstaunlich genug, insbesondere wenn man an die Theorie glaubt, dass die Entwicklung einer Demenz sehr eng oder sogar exakt mit unumkehrbaren strukturellen Veränderungen im Gehirn zusammenhängt. Allerdings sollte man von der Möglichkeit dieses Phänomens wohl nicht zu viel erwarten – eine Umkehrung des Krankheitsverlaufs im Sinne einer Heilung der Alzheimerkrankheit ist hier wohl nicht gemeint.

Wie das Wort »Re-menz« schon andeutet, ist hier jedoch »nur« eine Wiederherstellung von Fähigkeiten angesprochen, die vorher schon bestanden. Der Autor Ian Morton (2002, S. 32) weist demgegenüber noch auf eine andere Möglichkeit hin, dass nämlich in der Demenz etwas entstehen könnte, das vorher nicht möglich war. Man könne, so schreibt er, »darauf verweisen, daß der Abbau der kognitiven Funktion mit der Bewahrung oder sogar Weiterentwicklung anderer menschlicher Eigenschaften verbunden sein kann. Es ist durch zahlreiche Anekdoten belegt, daß Menschen in der Demenz an emotionaler Ausdrucksfähigkeit gewonnen haben, so als hätten sie durch die Auflösung ihres (kognitiv begründeten) Selbstkonzeptes einen besseren Zugang zu ihrem eigenen organismischen Erleben gefunden. Die Demenz setzt den zu erreichenden Zielen zwar bestimmte Grenzen, dennoch kann der einzelne weiterhin nach Erkenntnis streben, Ziele erreichen und sich weiterentwickeln, auch wenn die Erfahrungswelt fragmentiert ist und die angestrebten Ziele nicht sofort für jedermann erkennbar sein mögen.«

Sehr weit gehen RICHARDS und TOMANDL (2006, S. 26; Übersetzung S. B.), zwei Vertreter von Arnold Mindells prozessorientierter Psychologie:

»Bei Personen mit Alzheimer- und anderen Demenzen findet im Hintergrund ein komplexer seelischer und spiritueller Wachstumsprozess statt, bei dem man acht Prozesse unterscheiden kann:

1) die Arbeit an ›unerledigten Geschäften‹;
2) die Begegnung mit neuen Aspekten und teilweise gelebten Aspekten der Persönlichkeit;
3) die Ernte der Erfahrungen eines ganzen Lebens;
4) das Schaffen eines heiligen Raumes für marginalisierte Erfahrungen;
5) das Erforschen der Schönheit und der Bedeutung des Lebens;
6) das Schaffen spiritueller Verbindungen;
7) Intimität und das Vertiefen von Beziehungen;
8) die kreative Arbeit an kulturellen und gesellschaftlichen Konflikten.

Diese Kategorien sind keine linearen Phasen von Demenz, sondern eher nicht lineare Beschreibungen von Prozessarten, die getrennt oder gleichzeitig auftreten können.«

Es stimmt natürlich: Jemanden nicht mehr zu erkennen, ist nicht nur ein Defizit, es ermöglicht auch einen Neuanfang mit dem betreffenden Menschen. Schon insofern ist es eine Chance für »Intimität und das Vertiefen von Beziehungen«. Demenz ermöglicht es dem Betroffenen auch, Normen zu brechen, die er ohne Demenz nie in Frage gestellt hätte.

Die Antwort auf die Eingangsfrage nach einer möglichen Weiterentwicklung in der Demenz hängt auch davon ab, welche Annahmen wir über den Kontext des menschlichen Lebens insgesamt haben. Wenn die Existenz eines Menschen mit dem physischen Tod endgültig ausgelöscht ist, ist in der Tat an dem Argument etwas dran, wonach Kinderpflege sinnvoller ist als Altenpflege. Letztere lässt sich dann zwar ethisch-moralisch begründen, bleibt aber anders als die Kinderpflege ziellos. Ganz anders sieht es für jemand aus, der an die Möglichkeit der Reinkarnation glaubt.

Der Glaube an Reinkarnation findet sich in den meisten Weltreligionen, auch im frühen Christentum und bei den jüdischen Chassidim. In der Vorstellung der meisten Traditionen, die die Möglichkeit der Reinkarnation annehmen, gehen beim Übergang in eine neue Existenz gerade die äußeren Aspekte der Person, etwa das angesammelte Wissen und die instrumentellen Fähigkeiten, verloren, zumindest sind sie in der Regel nicht mehr leicht zugänglich. Demgegenüber werden die entwickelten tieferen Aspekte der Person als Seele oder »Subtilkörper« mitgenommen. Mit anderen Worten: Wenn ich in meinem letzten Leben ein Chinese war, werde ich in diesem Leben nicht automatisch Chinesisch verstehen, da dies eine instrumentelle Fähigkeit ist. Wenn ich jedoch im letzten Leben eine besondere Freundlichkeit entwickelt habe, wird diese leicht zu einer persönlichen Eigenschaft in diesem Leben werden. Wir finden hier also eine ähnliche Unterscheidung in äußere und zentralere Aspekte eines Menschen wie die von mir oben angenommene Unterscheidung in »innere« und »äußere Person«.

Auf der Grundlage der Reinkarnationshypothese ergibt sich eine besondere Würdigung der letzten Lebensphase. Es ist dann das Ende des Lebens, auf das es besonders ankommt. Wir können uns aber auch unabhängig von der Wirklichkeit von Reinkarnation fragen, ob uns diese Idee nicht besser gefällt als ihr Gegenteil: Ist die Idee vom Lebensende als Höhepunkt des Lebens nicht irgendwie interessant und stimmig?

Natürlich ist es auch möglich, ein Leben mit Demenz als sinnvoll anzusehen, wenn man nicht an eine Fortsetzung in einem nächsten Leben glaubt. Ist eine gegenwärtige Situation nur dann sinnvoll, wenn sie in der Zukunft zu etwas führt? Wenn ein positiver, gerne gelebter, gegenwärtiger Moment nicht in sich, als Selbstzweck, sinnvoll wäre, stünde auch die angestrebte Zukunft auf tönernen Füßen, denn wenn sie gekommen wäre, hätte sie ebenso wenig Legitimation aus sich selbst.

Auf das Vorurteil, dass das Leben meiner Mutter seit der Demenz keinen Sinn mehr hatte, würde ich daher auch so antworten: Ein sehr wichtiges Kriterium hinsichtlich der Lebensqualität eines Menschen ist meines Erachtens, ob er gerne lebt oder nicht. Ein wichtiges Ziel meines Lebens besteht jedenfalls darin, dass ich möglichst viel von dem, was ich tue, gerne tun möchte. Mit »gerne« meine ich einfach »fühlbar gerne«, d.h., ich möchte nicht inhaltlich festlegen, worin dies besteht. Was meine Mutter angeht, habe ich sie des Öfteren gefragt, ob sie gerne lebt, oder auch, ob sie gerne sehr alt werden möchte, und sie hat beides – außer während einer kurzen depressiven Phase im Pflegeheim – immer sehr glaubwürdig bejaht.

Es gibt in der Literatur Versuche, näher zu beschreiben, worin Wohlbefinden in der Demenz bestehen und sich äußern kann. Tom Kitwood und Kathleen Bredin (1992, S. 281) nennen zwölf Indikatoren des Wohlbefindens in der Demenz:

- Das Geltendmachen von Wünschen und Wollen
- Die Fähigkeit, die unterschiedlichsten Gefühle zu erleben und auszudrücken – positive wie negative
- Das Anknüpfen sozialer Kontakte
- Herzliche Zuneigung
- Soziale Sensibilität
- Selbstachtung
- Akzeptanz von anderen Menschen, die an Demenz leiden
- Humor
- Kreativität und Selbstausdruck
- Der Ausdruck von offenkundiger Freude
- Hilfsbereitschaft
- Entspannung

Die meisten dieser Punkte trafen auf meine Mutter auf jeden Fall zu.

Gibt es ein emotionales Gedächtnis?

Zu dem anfangs zitierten Einwand, es mache wenig Sinn, meine Mutter zu besuchen, wenn sie sich schon kurz danach nicht mehr daran erinnern könne, möchte ich zunächst noch einmal sagen: Ich würde es schon als sinnvoll ansehen, einer dementen Person Gutes zu tun, selbst wenn der Effekt auf die Zeit dieser Zuwendung begrenzt wäre und es keine weiteren Auswirkungen hätte! Positive Augenblicke haben wie gesagt einen Selbstzweck.

Ich bin allerdings ziemlich sicher, dass Erfahrungen, auch wenn sie nicht erinnert werden, immer nachhaltige Auswirkungen haben, sowohl im Positiven wie im Negativen. So gab es in den vier Jahren der häuslichen Pflege gelegentlich Phasen, wo ich durch eigene Probleme oder eigene Prioritäten etwas abgelenkt war, zum Beispiel, weil ich für ein paar Tage Besuch von einer Freundin hatte, so dass ich mich weniger um meine Mutter kümmern konnte. Für mich bedeuteten diese Tage eine wichtige Abwechslung und Erholung. Auf den Zustand meiner Mutter haben sich diese Zeiten zunächst eher negativ ausgewirkt. Mit etwas vermehrter Zuwendung in den Tagen danach ist ihr Zustand dann wieder besser geworden.

Das Gleiche gilt für einen dreitägigen Krankenhausaufenthalt meiner Mutter. Ich hatte sie zu Hause bewusstlos im Sessel sitzend gefunden, rief den Krankenwagen, und sie wurde ins Krankenhaus gebracht. Schon kurz danach, als ich ihr mit dem eigenen Auto dorthin nachfuhr, ging es ihr eigentlich schon wieder besser. Man wollte jedoch noch einige Untersuchungen vornehmen, um eine mögliche medizinische Ursache dieses Vorfalls zu ermitteln. Diese Untersuchungen ergaben zwar keinen Befund und es ist auch anschließend nie wieder zu einer Bewusstlosigkeit gekommen. Als ich sie jedoch nach ein paar Tagen aus dem Krankenhaus abholte, erschien mir die Demenz verschlimmert, so als ob Jahre vergangen wären. Auch in diesem Fall erholte sich meine Mutter in den folgenden Tagen und Wochen, als sie zu Hause wieder die gewohnte Zuwendung bekam.

Auch im Heim habe ich die Beobachtung gemacht, dass Bewohner, die eine Zeit lang ins Krankenhaus mussten, oft mit einer Verschlimmerung demenzieller Symptome zurückkehrten.

Ich weiß auch von Bekannten, deren Mutter im Krankenhaus bei der Behandlung einer körperlichen Krankheit erste Anzeichen einer Demenz entwickelte, und denen dann geraten wurde, die Mutter besser gar nicht mehr nach Hause zurückkehren zu lassen, sondern gleich in ein Pflegeheim zu geben. Das erscheint mir zumindest voreilig. Ich finde, es wäre in solchen Fällen oft den Versuch wert, in Absprache mit den behandelnden Ärzten auszuprobieren, ob sich in der gewohnten häuslichen Umgebung und in einem guten »interaktionellen« Rahmen mit den vertrauten Personen die Demenz nicht vielleicht doch wieder bessert.

Hinter Ratschlägen wie den oben erwähnten steht gewöhnlich ein Krankheitsverständnis, das Demenz vorwiegend auf einen körperlichen Prozess, eine Veränderung im Gehirn, zurückführt und psychosoziale Zusammenhänge kaum berücksichtigt. Dieses einseitige Krankheitsverständnis scheint mir jedoch nach meinen Erfahrungen mit meiner Mutter nicht zuzutreffen. Auch Autoren mit mehr und professioneller Erfahrung wie Tom Kitwood oder Naomi Feil betonen die Bedeutung psychosozialer Faktoren.

Ein weiterer Beleg für das Nachwirken von Vorkommnissen, auch wenn sie nicht erinnert werden, ist das folgende Beispiel:

Ein paar Monate nach ihrem Umzug ins Pflegeheim hatte meine Mutter eine depressive Phase, die auch von einem hinzugezogenen Gerontopsychiater als solche eingeschätzt wurde. Der Gerontopsychiater und die Pflegekräfte vermuteten, dass die Ursache darin lag, dass eine andere, nicht demente Bewohnerin meine Mutter geschlagen hatte, als meine Mutter versucht hatte, den Essplatz dieser Bewohnerin zu säubern oder dort etwas zu ordnen.

Es war eine Zeit, als es meine Mutter mit vielen nicht dementen Bewohnern aus ähnlichen Gründen nicht leicht hatte, wenn sie zum Beispiel im Heim umherwandernd unangemeldet deren Zimmer betrat und, wenn niemand in dem Zimmer war, sich dort gelegentlich sogar ins Bett legte. Sie wurde zu der Zeit auch gehänselt. So habe ich gehört, wie eine Tischnachbarin meiner Mutter, als Letztere den gemeinsamen Essraum betrat, spöttisch zu singen anfing: »Frau Beyer, was kosten die Eier?«

Ich möchte hinzufügen, dass ich dem Heim in Bezug auf den Übergriff der Mitbewohnerin keinen Vorwurf mache: Ein derartiges Ereignis ist wohl in jedem Heim möglich und, soweit ich weiß, hat eine Pflegerin schnell eingegriffen. Es kommt anscheinend durchaus häufiger vor, dass nicht demente Heimbewohner auf demente Mitbewohner ablehnend reagieren.

Die depressive Verstimmung meiner Mutter im Anschluss an den Vorfall äußerte sich darin, dass sie zeitweise traurig und niedergeschlagen dasaß, nicht mehr oder kaum noch selbstständig essen wollte und mir sagte, sie wolle in den Himmel, also sterben. Der Gerontopsychiater meinte, man könne leider die Mitbewohner nicht ändern, man könne aber medikamentös eingreifen, und er schlug ein antidepressives Medikament vor. Letztendlich kam es dann doch nicht zu der Medikamentenbehandlung, weil sich die Stimmung meiner Mutter schnell wieder besserte, d.h., sie erschien den meisten Menschen in ihrer Umgebung bald wieder als überwiegend glücklicher, fröhlicher und liebenswürdiger Mensch, auch wenn sie auf meine Nachfrage gelegentlich sagte, es ginge ihr nicht gut oder sie habe Kummer.

Ich führe auch hier die Erholung genauso wie die Verstimmung davor auf psychosoziale Faktoren zurück: Meine Mutter wurde nach ihrer depressiven Reaktion gefüttert, erhielt also auf diese Weise eine besondere Fürsorge. Sie wurde zu diesem Zweck einer kleinen Essgruppe in einem anderen Raum zugeordnet, die besser zu ihr passte. Und ich bin bei meinen Besuchen natürlich noch intensiver als sonst auf sie eingegangen.

Auch in diesem Fall hatte meine Mutter den Übergriff nach sehr kurzer Zeit offensichtlich kognitiv vergessen, jedenfalls war sie gegenüber der Frau, die sie geschlagen hatte, genauso freundlich wie zuvor. Dennoch hat dieser Vorfall offensichtlich drastisch nachgewirkt.

Allgemein ist das Phänomen gut bekannt, dass Änderungen in der vertrauten Umgebung oder in den gewohnten Abläufen – etwa durch einen Umzug – mehr oder weniger traumatisch sein können, auch wenn die dementen Menschen sich an die vergangene Situation und daher die Änderung nicht im kognitiven Sinn erinnern. Es gibt also offensichtlich eine andere Art eines Hineinwirkens der Vergangenheit in die Gegenwart, die bei dementen Menschen noch funktioniert. Tom Kitwood spricht von einem »emotionalen Gedächtnis«, das in der Demenz bestehen bleibt (vgl. MORTON 2006, S. 155). KLERK-RUBIN (2006, S. 93) spricht von einem Wissen »auf einer anderen Ebene«. Wenn etwa ein demenzkranker Mensch Angehörige nicht mehr namentlich erkenne, wisse er dennoch irgendwie, um wen es sich handle.

Die mutmaßliche Erlebensweise einer dementen Person

Dschuang Dsi ging einst mit Hui Dsi
spazieren am Ufer eines Flusses.
Dschuang Dsi sprach: »Wie lustig die Forellen
aus dem Wasser herausspringen!
Das ist die Freude der Fische.«
Hui Dsi sprach: »Ihr seid kein Fisch, wie wollt
Ihr denn die Freude der Fische kennen?«
Dschuang Dsi sprach: »Ich erkenne die Freude
der Fische aus meiner Freude beim Wandern am Fluss.«
Taoistische Lehrgeschichte

Ich gehe nicht von einer unüberbrückbaren Kluft zwischen dem Erleben meiner Mutter und meinem eigenen aus. Demenzkranke können teilweise – oft bis in späte Phasen der Krankheit hinein – etwas über ihr Erleben mitteilen. Wir können uns auch durch die Informationen, die wir über die Symptome haben, etwa dass das Gedächtnis nachlässt, eine Vorstellung davon machen, wie es sich anfühlen könnte, mit einer Demenz zu leben. Und unser eigenes Erleben in Gegenwart des Dementen könnte ebenfalls in einer Art Resonanz einen Hinweis auf das Erleben des Begleiteten geben.

Es kann natürlich sein, dass unterschiedliche Personen dabei zu unterschiedlichen Ergebnissen kommen, dies muss aber nicht heißen, dass die durch Einfühlung gewonnenen Erkenntnisse wertlos sind. Im Gegenteil: Wenn zwei Menschen etwas aus unterschiedlichen Perspektiven betrachten, zum Beispiel der eine von rechts und der andere von oben, dann sehen sie zwar Verschiedenes, wenn sie jedoch ihre jeweilige Perspektive ebenfalls beschreiben, ergibt sich daraus eher ein vollständigeres, mehrdimensionales Bild.

Huub Buijssen (1994) erklärt den Verlauf einer Demenz auf der Grundlage von zwei »Demenzgesetzen«. Demnach geht zunächst die Fähigkeit verloren, Informationen aus dem Kurzzeitgedächtnis ins Langzeitgedächtnis zu übertragen, daher werden Erlebnisse nach ungefähr 30 Sekunden vergessen. Als zweite grundlegende Veränderung schwindet auch das Langzeitgedächtnis, und zwar rückwärts, also in der Reihenfolge vom aktuellen Lebensalter bis zum Lebensanfang.

Hinzu kommen mit dem Alter oft körperliche Einschränkungen wie ein verschlechtertes Seh- oder Hörvermögen, die ihrerseits auch die Tendenz zu einem Rückzug nach innen verstärken können.

Wie die Anfänge einer Demenz erlebt werden, ist für uns noch recht gut nachvollziehbar. Wir brauchen uns nur vorzustellen, wie es wäre, wenn wir immer mehr Dinge vergessen oder verlegen würden: Es ist vermutlich nervig, lästig, irritierend, vielleicht fühlt es sich sogar so an, als ob einem der Boden unter den Füßen weggezogen wird. Das Leben wird in jedem Fall anstrengender. Dazu kommt die Befürchtung, dass es Alzheimer sein und schlimmer werden könnte mit all den Konsequenzen, die sich daraus ergeben würden. Dies alles ist vermutlich sehr leidvoll, und die meisten Demenzkranken stellen es in dieser Phase auch so dar, auch meine Mutter.

Daneben gibt es aber Demente, die durchaus einen glücklichen Eindruck machen. BUIJSSEN vermutet, dass diese Menschen schon vorher ein entsprechendes Naturell hatten. Möglicherweise bringt die Demenz auch mit sich, dass Sorgen vergessen werden oder nicht mehr bestehen, oder dass »die Erinnerungsbruchstücke so allmählich verschwinden, dass der Betreffende es gar nicht merkt« (2003, S. 56).

Da Demenzkranke oft nicht über alle nötigen Informationen zum Verständnis einer Situation verfügen, mögen sie sich oft wie jemand in einem fremden Land fühlen oder wie jemand, der einen Spielfilm erst in der Mitte einschaltet und daher die Handlung nicht ganz versteht (vgl. BUIJSSEN 1994). Andererseits ist es nicht unbedingt uninteressant, einen Film ohne die Anfangsszenen oder sogar in einer fremden Sprache zu sehen. Wir müssen nur unsere Einstellung anpassen, um es zu genießen: Wir könnten etwa den Anspruch aufgeben, die Handlung völlig zu verstehen, und stattdessen aus einer eher ästhetischen Perspektive einfach die Bilder und Klänge auf uns wirken lassen. Vielleicht können demente Menschen auf für sie unerklärliche Situationen ähnlich reagieren.

Dass Demenz nicht immer als schlimm erlebt werden muss, lässt sich auch durch Ergebnisse von Befragungen bei Betroffenen belegen, denen zufolge sich ihr allgemeines Wohlbefinden nicht signifikant von dem gleichaltriger kognitiv Gesunder unterscheidet (vgl. MARTIN u. SCHELLING 2005, S. 108). Zwar leiden Demenzkranke besonders im Anfangsstadium oft unter ihren schwindenden geistigen Fähigkeiten, es gibt aber auch Fälle, in denen sich das Befinden durch die Demenz positiv verändert. In zirka zehn Prozent der Fälle verschwinden Eigenschaften wie Prüderie, Pedanterie, Hemmungen, Misstrauen oder die Unfähigkeit, sich etwas zu wünschen. Die Betroffenen entwickeln positive Fähigkeiten wie die, Vertrauen zu haben, Wärme und Zuneigung zu zeigen, eigene Wünsche zu äußern und spontaner zu werden.

Ich möchte auch zu bedenken geben, dass es mal eine Zeit in unser aller Leben gab, als wir noch ziemlich unwissend waren und darunter keinesfalls litten, nämlich unsere Kindheit. Als Baby war ich auch räumlich und zeitlich desorientiert. Ich wusste nicht, wo die Toilette war, ich wusste nicht, wie das Anlegen von Kleidung geht, für alles brauchte ich fremde Hilfe. Trotzdem konnte ich damit umgehen. Ob ich eine glückliche Kindheit hatte oder nicht, hing weitgehend davon ab, ob ich aufmerksame, einfühlsame, liebevolle Eltern um mich hatte. Nehmen wir einmal an, ein Demenzkranker in fortgeschrittenem Stadium kann aus den gleichen inneren Quellen schöpfen wie ein Kind. Dann gilt auch hier: Es kommt sehr auf die Interaktionen mit der sozialen Umgebung an, welche Grundstimmung sich bei ihm entwickelt.

Abgesehen davon verlieren Demenzkranke, wie wir gesehen haben, nicht gleich das ganze Gedächtnis, sondern vor allem und zuerst die Erinnerungen an die jüngere Vergangenheit. Frühe Erinnerungen bleiben gewöhnlich sehr lange erhalten. Demenzkranke können also diese frühen Erinnerungen nutzen, um ihr

Erleben auszudrücken, und ich denke, dies geschieht auch, indem gegenwärtige Wünsche, Befürchtungen und Stimmungen dazu passende frühere Erinnerungen wieder »aufleben lassen«. Wenn eine demente Person zum Beispiel sagt, sie sei 20 oder ihr in Wirklichkeit erwachsener Sohn sei 14, dann tut sie das vielleicht auch, weil diese Lebensphase für sie eine besondere Bedeutung hat. Vielleicht fühlte sie sich damals besonders attraktiv, nützlich oder produktiv. Diese vermutete Bedeutung kann ein Begleiter übrigens auch thematisieren, etwa durch die Frage: »War das eine schöne Zeit, als du 20 warst?«

Eine weitere Beobachtung, die wir bei dementen Menschen bekanntlich oft machen können, ist die Verwechslung von Personen oder Situationen. Meine Mutter glaubte zum Beispiel manchmal, ich sei ihr im Zweiten Weltkrieg vermisster, also vermutlich gefallener Bruder Erwin. Das Zimmer im Heim, in dem ein paar eigene Möbel standen und in dem man sich zum Besuch traf, war für sie gelegentlich das frühere Wohnzimmer im eigenen Haus. Wenn ich meine Mutter im Heim besuchte und wir in der Nähe anderer Demenzkranker waren, waren diese sich alle einig, dass ich der Vater oder der Onkel und meine Mutter »die Kleine« sei, der reale Altersunterschied von 40 Jahren zwischen meiner Mutter und mir wurde völlig übersehen. Dafür wurde der Beziehungsaspekt, die Rollen, die wir in der Situation hatten, anscheinend sehr genau »wahrgenommen«, denn in dieser Hinsicht hatten die Dementen ja eher Recht.

Manchmal hängt eine solche Verwechslung von Personen oder Orten offensichtlich damit zusammen, wen der demente Mensch gerne sehen möchte oder wo er gerne wäre. Bei Verwechslungen mit negativen Elementen der Vergangenheit mag es damit zu tun haben, dass er gegenwärtig ein Problem hat oder sich unwohl fühlt.

Einerseits scheint es plausibel, dass Demenzkranke Bestandteile früher Lebensphasen verwenden, um die Gegenwart zu begreifen. Die Elemente der früheren Erfahrungen sind sozusagen das Vokabular, das sie noch haben, um sich auszudrücken. Andererseits sagte meine Mutter aber nicht: »Du erinnerst mich gerade an Erwin«, oder: »Ich wünschte, Erwin wäre hier«, sondern für sie schien es in dem Moment wirklich so zu sein, dass ihr Bruder da war. Das Zimmer im Heim *war* für sie zeitweise unser Wohnzimmer, mit der Hand über die Tischdecke streichen *war* vielleicht Wäsche bügeln. Die Elemente der Vergangenheit tauchen anscheinend im gegenwärtigen Erleben auf, ohne dass es sich um einen bewussten, »gemeinten« Selbstausdruck handelt, sie stoßen der Person eher für sie unkontrollierbar zu.

Gleichzeitig scheint das Erleben in solchen Momenten, in denen Bruchstücke der Vergangenheit teilweise die Gegenwart dominieren, auch gegenüber äußeren Einflüssen sehr offen zu sein. Ein kleines Geschehnis kann dem Erleben eine neue Richtung geben (vgl. GENDLIN 1987, S. 172–174). Ich denke, dass auch hier die einfühlsame Begleitung einer anderen Person einen großen Unterschied macht.

Der folgende Text von Tom KITWOOD (2000, S. 126f.) versucht, das Erleben einer demenzkranken Person in einer sehr guten Pflegeumgebung zu beschreiben. Er verdeutlicht auch, wie andere Personen wahrgenommen werden, auch wenn sie nicht erkannt werden. Der Text zeigt sehr gut die stark gefühlsmäßige Ebene, auf der Demente anscheinend erleben, was sowohl eine Erfahrung von Himmel als auch von Hölle bedeuten kann. Kitwood schreibt, der folgende fiktive Bericht, der die Erfahrung einer über 80 Jahre alten demenzkranken Frau beschreibt, die sich in sehr guter Heimpflege befindet, sei zwar in hohem Maße spekulativ, aber aus sorgfältiger Beobachtung hergeleitet.

»Du bist in einem Garten, zu Beginn eines Sommertages. Die Luft ist warm und lau, mit süßem Blütenduft, und ein leichter Nebel schwebt umher. Du kannst nicht von allem die Umrisse erkennen, aber Du nimmst einige herrliche Farben wahr: Blau, Orange, Rosa und Lila. Das Gras ist smaragdgrün. Du weißt nicht, wo Du bist, aber das macht nichts: Irgendwie fühlst Du dich ›zu Hause‹, und da ist ein Gefühl von Harmonie und Frieden.

Beim Umhergehen nimmst Du andere Menschen wahr. Einige von ihnen scheinen Dich zu kennen; es ist eine Freude, herzlich und mit Namen gegrüßt zu werden. Bei einem oder zwei von ihnen bist Du Dir sicher, sie gut zu kennen. Und dann ist da diese eine besondere Person. Sie scheint so warm, so freundlich, so verständnisvoll. Sie muß Deine Mutter sein; wie schön ist es, wieder mit ihr zusammenzusein. Das Licht des Lebens brennt nun hell und fröhlich in Dir. Es ist nicht immer so gewesen. Irgendwo tief drinnen gibt es blasse Erinnerungen an erdrückende Einsamkeit und eiskalte Furcht. Du weißt nicht mehr, wann das war, vielleicht in einem anderen Leben. Jetzt gibt es Gesellschaft, wann immer Du willst, und Ruhe, wenn Dir das lieber ist. An diesen Ort mit diesen wunderbaren Menschen gehörst Du hin; sie sind wie eine Art Familie.

Die Arbeit, die Du hier leistest, ist die beste, die Du je hattest. Die Arbeitszeiten sind flexibel, und die Arbeit macht Spaß; mit Menschen zusammenzusein hat Dir immer Freude bereitet. Du kannst die Arbeit genau in Deinem Tempo, ohne irgendwelche Eile und ohne jeden Druck erledigen, und Du kannst Dich ausruhen, wann immer es nötig ist. Da ist zum Beispiel dieser freundliche Mann, der oft nach Dir schaut – durch ein seltsames Zusammentreffen trägt er denselben Namen wie Dein Mann. Er scheint Dich zu brauchen und gerne mit Dir zusammenzusein. Deinerseits bist Du glücklich, Zeit für das Zusammensein mit ihm aufzubringen; seine Gegenwart ist Dir auf seltsame Weise angenehm.

Als Du an einem Spiegel vorübergehst, erhaschst Du einen Blick auf eine Person, die recht alt aussieht. Ist das Deine Großmutter oder die Person, die nebenan wohnte? Egal, es ist schön, auch sie zu sehen. Dann beginnst Du Dich müde zu fühlen, nimmst einen Stuhl und setzt Dich hin. Bald verspürst Du eine Kälte ums Herz, ein Gefühl des Sinkens im Magen – wieder kommt die tödliche Angst über Dich. Schon möchtest Du rufen, aber dann siehst Du diese freundliche Mutter-Person, die schon neben Dir sitzt. Ihre Hand ist Dir hingestreckt, wartet darauf, daß Du sie ergreifst. Während ihr miteinander sprecht, verflüchtigt sich die Angst wie Morgennebel, und Du bist wieder in dem Garten, entspannst in der goldenen Wärme der Sonne. Du weißt, daß es nicht der Himmel ist, aber manchmal fühlt es sich an, als könne es auf halbem Wege dorthin sein.«

Ich finde diese Darstellung plausibel und sehr berührend. Ich denke, wenn die Gesellschaft annehmen würde, dass Demenz so eine Art von Zustand sein kann, auf halbem Weg zum Himmel oder unter ungünstigen Umständen auf halbem Weg zur Hölle – auch dazu gibt es in Kitwoods Buch den Versuch, das entsprechende Erleben darzustellen –, würden wir mit dem Thema Demenz und den davon Betroffenen ganz anders umgehen.

Kitwoods Beschreibung hat auch eine psychedelische Qualität. Die

Welt wird zu einem ästhetischen Ereignis und schon ein kleines Vorkommnis kann das Erleben in einen Horrortrip oder umgekehrt in eine Wiederaufnahme in den Himmel kippen lassen.
Die Assoziation mit dem »halben Weg zum Himmel« im Zusammenhang mit Demenz habe ich übrigens sehr ähnlich auch von anderer Seite gehört: Ich kenne eine Frau, die ab und zu eine demenzkranke Bekannte in einem Pflegeheim besucht. Sie erzählte mir, dass diese Bekannte einmal gesagt hat: »Am liebsten wäre ich schon im Himmel«, und dann nach etwas Überlegung: »Oder vielleicht doch noch nicht im Himmel. Es müsste einen Ort geben, der so halb im Himmel und halb auf der Erde wäre.« Der Besucherin ist darauf sofort eingefallen – und mir auch, als sie es mir erzählte –, dass die Demenz vielleicht so ein Ort auf halbem Weg sein könnte.

Wir sollten meines Erachtens auch offen dafür sein, dass die Erlebensweise in der Demenz nicht nur ein Defizit bedeutet. Sie könnte auch Möglichkeiten mit sich bringen. Es scheint zum Beispiel so zu sein, dass in der Demenz frühere, normalerweise nicht mehr genutzte Schichten an Wissen und Fähigkeiten wieder aktiviert werden (vgl. GENDLIN 1997, S. 109). Dies sind einerseits die frühen Erinnerungen, andererseits aber auch die Fähigkeiten aus der Kindheit.
Interessant ist etwa die oft beobachtete Sensibilität für Beziehungsaspekte. So schreibt Naomi Feil (zitiert in MORTON 2002 S. 43): »Desorientierte sehr alte Menschen erkennen Verstellung. Der Taube wird ein Kichern ›hören‹, der Blinde wird ein Grinsen ›sehen‹. Auf der Ebene des Unterbewußtseins kennt der sehr alte Mensch die Wahrheit«. Huub Buijssen formuliert es so: »Das frühere Wissen [= darüber, was in einem anderen Menschen

vorgeht; Anm. S.B.] ist ersetzt durch ein intuitives Einfühlen in den anderen. Wenn der andere unruhig, böse, traurig oder desinteressiert ist, wird das sehr schnell bemerkt. Der Demente scheint eine besonders empfindliche Antenne für irritierende Reize (Signale) von Menschen in seiner Umgebung zu haben.« (Buijssen 1994, S. 41 f.)

Vicky de Klerk-Rubin (2006, S. 26) zitiert einen desorientierten alten Menschen: »Wenn man dement wird, spricht man nicht mit den anderen, man denkt mit ihnen, man fühlt mit ihnen.« Ein anderer sagt: »Wenn du all die ungewöhnlichen Dinge dementer Menschen hören und verstehen kannst, bist du auf der gleichen Wellenlänge. Andere Leute sind auf Kurzwelle, sie sind dafür nicht offen.« (ebd.)

Ich bin oben dem ersten Anschein folgend davon ausgegangen, dass Demenzkranke die gewöhnlichen Bedeutungen nicht mehr vollständig zur Verfügung haben: Meine Mutter glaubte, ich sei Erwin, sie wusste nicht, dass ich Stefan bin. Nun sagen einige Experten, dass dieser Anschein in gewissem Sinne trüge, dass also Demenzkranke doch »auf einer anderen Ebene« (ebd., S. 93) die gewöhnliche Wahrheit kennen. Demnach habe meine Mutter, auch als sie mich »Erwin« nannte, irgendwie gewusst, dass ich in Wirklichkeit ihr Sohn Stefan bin. Es hätte daher eine Art Lüge und einen Vertrauensbruch bedeutet, wenn ich bei dieser Fantasie mitgespielt und so getan hätte, als wäre ich Erwin. Ich denke, auch diese Auffassung lässt sich mit den oben skizzierten Annahmen in Einklang bringen: Es ist offensichtlich, dass Demenzkranke in vielen Fällen nicht ganz starr in einem Erlebensmodus gefangen sind, in dem Bruchstücke aus der Vergangenheit die Gegenwart verdrängen. Gelegentlich kann also durchaus die gewöhnliche Sichtweise einer Situation aufleuchten und gewusst oder zumindest geahnt werden.

Sehr wahrscheinlich wird die Erweiterung der verfügbaren Bedeutungen durch gute Interaktion begünstigt. Wenn wir also die Fantasie eines Dementen mitspielen würden – was etwas anderes bedeutet als die Fantasie zu begleiten –, dann würden wir damit vielleicht sogar im ersten Moment passend reagieren und ihm helfen, mehr von dem, was er noch wissen kann, verfügbar zu haben. In diesem Zustand, zu dem wir ihm verholfen haben, könnte er dann aber das Mitspielen als Lüge und Vertrauensbruch erleben, was sicherlich nicht förderlich wäre. Im Endeffekt ist es also besser, der Fantasie einer dementen Person von vornherein auf eine Art und Weise zu folgen, in der das gewöhnliche Wissen nicht verleugnet wird, also zum Beispiel nicht als »Erwin« zu reagieren, sondern etwa zu sagen: »Du vermisst Erwin?«

Bevor ich mich noch einem speziellen Aspekt des Erlebens Demenzkranker zuwende, möchte ich Sie einladen, sich ein bisschen Zeit zu nehmen und einige Fragen zum mutmaßlichen Erleben von Demenz für sich selbst zu beantworten:

- Wie fühlt es sich für mich an, wenn ich vieles vergesse, sehr häufig Dinge verlege, mich vertue, Fehler mache, etwas nicht mehr weiß, was ich immer wusste, etwas, was ich wissen müsste?
- Wie werden die anderen Menschen darauf reagieren?
- Wie hätte ich gerne, dass die anderen Menschen darauf reagieren?
- Wie fühlt es sich an, mich an diese Veränderung meiner Fähigkeiten zu gewöhnen?
- Wenn ich mir vorstelle, demenzkrank zu werden: Was fän-

de ich schlimm daran? Was wäre für mich das Schlimmste daran?

- Wenn ich mir vorstelle, demenzkrank zu werden: Würde sich etwas daran auch positiv anfühlen? Hätte es auch Vorteile?
- Wie würde es sich anfühlen, wenn die Realität oft mit Bestandteilen meiner Wünsche, Befürchtungen und Erinnerungen verschmilzt?
- Wie fühlt es sich an, wenn andere das, was für mich real ist, nicht sehen können und meine Wahrheit bestreiten?
- Wie fühlt es sich an, wenn andere meine Realität anerkennen und mir helfen, mich in meiner Realität zu orientieren?
- Wenn ich die Körperhaltung einer bestimmten dementen Person, die ich betreue, einnehme und ihre Art, sich zu bewegen, nachahme, wie fühlt sich das an? Was könnte diese Person brauchen?

Exkurs: Demenz und Meditation

Kann das Erleben in der Demenz im günstigen Fall auch Ähnlichkeit mit einem meditativen Zustand haben? Für Leser, die sich für diese Frage interessieren, möchte ich noch auf diesen Aspekt des mutmaßlichen Erlebens demenzkranker Menschen eingehen. Dazu muss ich zunächst erklären, was ich unter einem meditativen Zustand verstehe.

Am meisten gelernt habe ich zu diesem Thema von Ken Wilber, Osho Rajneesh, Nisargadatta Maharaj und vor allem Douglas Harding. Meditation, so wie ich sie verstehe, bedeutet, nicht nur auf das zu achten, *was* wir wahrnehmen oder erleben, etwa die Farben, Formen, Geräusche, Gerüche, Körperempfindungen, Gefühle und Gedanken, sondern zusätzlich auf das wahrnehmende Gewahrsein. Wenn ich zum Beispiel jetzt Dinge in diesem Zimmer vor mir sehe – den Monitor, die Tastatur, meine sich bewegenden Hände und vieles mehr –, dann ist dies etwas anderes, als wenn ein äußerlich vielleicht menschenähnlicher Roboter mit zwei Camcordern als Augen und einem Computer als Gehirn die entsprechenden visuellen Daten registriert. Natürlich gibt es eine Menge Unterschiede, aber der in diesem Zusammenhang entscheidende ist der, dass ich mir der Dinge, die ich sehe, bewusst bin, während ich mir das Registrieren des Roboters nur als eine Abfolge physikalischer Vorgänge vorstelle. Auf dieses Bewusstsein oder Gewahrsein zu achten, ist eine Form der Meditation.

Ich kann es auch von einem anderen Unterschied ausgehend erklären, nämlich dem zwischen einer gegenwärtigen und einer vergangenen Situation: Nehmen wir an, Sie sitzen jetzt irgendwo und lesen in diesem Buch. Nehmen wir an, vor ein paar Minuten haben Sie schon an dem gleichen Ort gesessen und gelesen. Die äußeren Merkmale Ihrer jetzigen Situation haben sich damit nicht drastisch verändert, wenn wir einmal ein paar Faktoren vernachlässigen, wie den, dass Sie sich an einer anderen Stelle des Buches befinden und damit verbunden etwas anderes denken und fühlen als vorher. Dennoch gibt es einen drastischen und grundsätzlichen Unterschied zwischen der Situation vor ein paar Minuten und der jetzigen. Was die Gegenwart von der Vergangenheit unterscheidet, ist eine fühlbare Qualität von Jetztheit, Gegenwärtigkeit, Präsenz, Lebendigkeit. Es ist im Grunde genommen die gleiche Qualität wie die des Gewahrseins oder der Bewusstheit, die wir in dem Beispiel vorher als Unterschied zum Roboter gefunden haben.

Auf diese Qualität lässt sich – wie gesagt – achten und dieses Darauf-Achten lässt sich üben und so über einen immer längeren Zeitraum ausdehnen. Nach einiger, meist längerer Zeit fühlt es sich dann so an wie: Ich bin Präsenz und mein Körper, meine Gedanken und Gefühle und die Welt sind in mir. Dies hat dann einen gefühlsmäßigen Beigeschmack von Glückseligkeit und Freiheit. Der in diesem Sinne Meditierende hat Zugang zu einer Art von Glück, die im Prinzip nicht davon abhängt, dass bestimmte äußere oder innere Ereignisse geschehen.

Es gibt nun einige Verbindungen zu dem eigentlichen Thema dieses Buches: Zunächst kann man diese Art des unbedingten, nicht von bestimmten Ereignissen abhängigen Glücks als eine Entwicklungsmöglichkeit sehen, die gerade zu der Lebensphase des Alters sehr gut passt. So braucht man für Meditation im Gegensatz zu den meisten »weltlichen« Vergnügungen wie Reisen, Sex oder Sport keinen besonders gesunden oder leistungsfähigen Körper.

Allerdings braucht man für eine Meditationspraxis im üblichen Sinn schon ein gewisses Maß an mentalen Fähigkeiten, denn am Anfang ist die Meditationsübung eine Art von Konzentration und ein mehr oder weniger diszipliniertes Anwenden einer methodischen Anweisung.

Betrachten wir einmal eine auf den ersten Blick etwas andere als die oben genannte Meditationsanleitung, die jedoch letztlich in die gleiche Richtung wirkt. Ich führe sie hier an, weil sie sehr einfach umsetzbar und leicht verständlich ist und gleichzeitig wieder zum Thema Demenz zurückführt: In der indischen Tantra-Tradition gibt es die Anleitung, eine schöne Person oder auch einen gewöhnlichen Gegenstand so anzusehen, als ob man ihn zum ersten Mal sehen würde (vgl. Osho, S. 301 ff.). Auch das lässt sich üben, und damit hat man schon eine einfache Meditationspraxis. Man muss dazu nicht still sitzen oder andere Einschränkungen auf sich nehmen, diese Meditationstechnik lässt sich fast immer und fast überall anwenden.

Ich selbst habe früher mit dieser Technik oft experimentiert und fühlte mich an sie erinnert, als ich mit meiner Mutter einmal (2004) im großen Garten des Heimes saß und sie nach meiner Einschätzung ganz offen und genau, richtig staunend, beobachtete, was dort passierte. Ich wollte gerne wissen, ob sie mit meiner Assoziation zu dieser Meditationsform etwas anfangen konnte, und fragte sie daher: »Du guckst dir alles an, vielleicht so, als wenn du alles zum ersten Mal siehst!?« Darauf antwortete sie mit einem langgezogenen bestätigend-zufriedenen »Mhmmmmmmm«. Dann sagte ich noch: »Wenn man die Dinge so ansieht, als ob man sie das erste Mal sieht, sehen sie viel interessanter aus, finde ich.« Daraufhin kam von ihr noch mal das gleiche »Mhmmmmmm«.

Ein anderes Beispiel, das ich der Focusing-Koordinatorin Nina Joy Lawrence (Oregon/USA), verdanke: Ihr 88-jähriger Vater Donald Dodd, seit acht Jahren an Alzheimer erkrankt, sagte – in einer Phase der Erkrankung, in der er gewöhnlich nur sehr wenig sprach – zu seiner Tochter recht bemerkenswerte Sätze, etwa: »Die nicht in Worten ausgedrückte Seite des Lebens ist auch sehr wertvoll.« (»The unspoken side of life is pretty precious, too.«) Als ihn die Tochter bei einer anderen Gelegenheit, als sie ihn allein in einem Zimmer sitzend vorfand, fragte, ob er sich die an der Wand hängenden Bilder anssehe, antwortete er: »Ich bin einfach da. Es verbindet den Traum und die Realität.« (»I'm just being present. It connects the dream and the reality.«)

Wir wissen natürlich nicht genau, was dieser Mann damit in diesem Moment meinte. Vielleicht wollte er sagen, dass er sich in einem Zustand befand, in dem sich Elemente des Traums und der Realitätswahrnehmung verknüpfen – in diesem Fall wäre es aber immer noch sehr bemerkenswert, dass er dies so wahrnehmen und ausdrücken konnte. Der Satz »Ich bin einfach da« könnte jedoch genauso gut von einem Menschen mit einer fortgeschrittenen Meditationspraxis stammen. Traum und Realität im Wachzustand haben auch gemeinsam, dass es eine wahrnehmende Bewusstheit gibt, einen »Zeugen«, der »einfach da« ist.

Seine Tochter sagt, ihr Vater scheine oft glücklich zu sein, zum Beispiel die Natur einfach so wahrzunehmen. An dem gleichen Tag äußerte er sich noch wiederholt zur Realität: »Dies ist schöner als Realität«, »Die Stille heute Nachmittag ist tiefer als die Realität«, »Der Hof hinter dem Zaun ist jenseits der Realität«. Als seine Tochter ihn fragte, ob er meine, es sei umfassender, als was real sei, oder mehr wie ein Traum und in dem Sinn anders, antwortete er: »Es ist dort inmitten der Realität, es ist dort und übertrifft die Realität.« (»It's there in the midst of reality, it's there topping off reality.«)

Rüdiger Dahlke (vgl. 1992, S. 417 ff.), Mitautor des früheren Bestsellers »Krankheit als Weg«, ist der Meinung, dass die eigentliche Entwicklungsaufgabe des Alters darin besteht, im positiven Sinn wieder wie ein Kind zu werden. Er sieht in der Demenz eine »unerlöste« Variante dieses Entwicklungsweges, bei der man zum Beispiel nicht wählen kann, in der Gegenwart zentriert zu sein, sondern »erbarmungslos« dazu gezwungen wird. Nach meiner Erfahrung mit meiner Mutter etwa in der beschriebenen Situation im Garten stimmt diese negative Bewertung nicht immer, und auch Dahlke räumt ein, dass Demente »zwischen den depressiven Phasen« (ebd., S. 423) einen Zustand der Euphorie erleben können, »die einen Geschmack von der Glückseligkeit« erlöster Entwicklungswege vermitteln könne.

Ich denke, dass eine demente Person sich im günstigen Fall in einen Zustand des Vieles-nicht-mehr-Wissens »hinein entspannen kann«, und sehe in diesem Zustand dann zumindest eine

Verwandtschaft zu der »erlösten« Entwicklungsmöglichkeit der Meditation. Man könnte sagen: Der Meditierende übt, den Verstand zu transzendieren, dem »Dementierenden« passiert in gewissem Sinn ein Abstand zum Verstand und er lernt, wenn alles gut geht, damit zu leben. Das Ergebnis ist sehr wahrscheinlich nicht das gleiche. (Beides gleichzusetzen wäre vermutlich so etwas wie eine Prä-trans-Verwechslung im Sinne von Ken Wilber, also eine Gleichsetzung von Zuständen, die zu verschiedenen Entwicklungsstufen gehören.) Neben dem Unterschied scheint es aber zumindest eine Ähnlichkeit zwischen dem Zustand zufriedener Demenzkranker und dem der Meditation zu geben, vielleicht wie die zwischen zwei gleichen Tönen verschiedener Oktaven. Auf mich und meine Mutter bezogen würde ich unter anderem auch deshalb von einer Art Resonanz zwischen uns reden: Etwas an ihrem Zustand war mir auch wegen dieser Ähnlichkeit zur Meditation sympathisch.

Biografisches zu meiner Mutter

»Ich bin schlau geboren, aber im Alter kann man dann ruhig dumm werden.«

Meine Mutter, 1998

Der größte Teil dieses Buches ist eher anekdotisch, d. h., der Leser wird meine Mutter insbesondere über Gesprächsausschnitte kennen lernen. Damit dieses anekdotische Material nicht sozusagen in der Luft hängt, sind vielleicht einige Rahmeninformationen zu ihrem Leben angebracht.

Meine Mutter war eine kleine und zierliche Frau, im Alter hatte sie weißes Haar, aber eher wenige Falten. (Das Bild auf dem Umschlag dieses Buches stellt übrigens nicht meine Mutter dar.)

Sie wurde 1916 geboren und wuchs auf dem Land in einer großen Familie mit sieben Geschwistern auf – »und einem Mädchen und einem Knecht«, wie sie oft hinzufügte, um deutlich zu machen, wie viele Menschen in ihrem Elternhaus lebten. Einem dieser früher als Haushaltshilfen angestellten »Mädchen« begegneten wir dann übrigens sieben Jahrzehnte später im Pflegeheim wieder, wo sie noch jahrelang eine Tischnachbarin meiner Mutter war, mit der sie sich immer noch gut verstand. Der Vater meiner Mutter, also mein Opa, hatte einen kleinen Kolonialwarenladen in ihrem Elternhaus und versorgte zusätzlich Geschäfte in der nahe gelegenen Großstadt mit landwirtschaftlichen Erzeugnissen. Als älteste Tochter musste meine Mutter schon in jungen Jahren im Haushalt und bei der Kinderbetreuung mithelfen. Sie erzählte mir oft: »Wenn ich aus der Schule kam, stand Oma (d.h. ihre Mutter) oft schon mit einem der kleinen Geschwister im Arm vor der Tür, um das ich mich dann kümmern sollte.«

Ich bin einmal einer Idee von Arnold Mindell, dem Begründer der prozessorientierten Psychologie, gefolgt, wonach Fragen nach dem frühesten erinnerbaren Lebensereignis ebenso wie Fragen nach dem frühesten erinnerbaren Traum oft zu interessanten Aufschlüssen über das Lebensthema einer Person führen, und habe meine Mutter – ein paar Jahre vor ihrer Demenz – nach ihrer frühesten Lebenserinnerung gefragt. Sie erinnerte sich daran, als junges Mädchen ein sehr schönes, neues Kleid geschenkt bekommen zu haben und darin von ihrer Tante Luise sehr bewundert worden zu sein. Meine Mutter hatte ihr Leben lang ein besonderes Interesse an modischer Kleidung, Modeschauen und Ähnlichem.

Eine andere Vorliebe galt der Musik: Sie hatte zum Beispiel die Gewohnheit, beim Geschirrspülen, beim Busfahren und vielen anderen alltäglichen Gelegenheiten Melodien vor sich hin zu summen.

Meine Mutter ging in eine Dorfschule und war dort die Beste ihrer Klasse, worauf sie immer sehr stolz war. Sie hätte gerne eine weiterführende Schule besucht, dies wurde ihr aber von ihren

Eltern wegen des dafür zu zahlenden Schulgelds verweigert. Nur für die Söhne war man zu derartigen Investitionen bereit.

Von ihren fünf Brüdern sind im Zweiten Weltkrieg vier – zum Teil unter sehr tragischen Umständen – gefallen, der fünfte kam erst im November 1947 aus russischer Kriegsgefangenschaft zurück.

Nach der Schule lernte und half meine Mutter an verschiedenen Stellen im Haushalt und arbeitete anschließend mehrere Jahre als Buchhalterin im Büro zweier Firmen. In diesen Jahren lernte sie viele wichtige Freundinnen und auch ihren ersten Ehemann kennen.

In den Flitterwochen nach der Heirat kam es zu einem schweren Autounfall, bei dem ihr Mann starb und sie einen Schädelbasisbruch erlitt. Die Verletzung heilte danach zwar anscheinend vollkommen aus, dennoch gilt ein solches Schädeltrauma meines Wissens aus medizinischer Sicht als ein Risikofaktor für eine spätere Alzheimer-Erkrankung.

Was weitere bekannte Risikofaktoren für Demenz angeht, hatte meine Mutter zusätzlich über viele Jahrzehnte erhöhte Cholesterin-Blutwerte. Ansonsten war sie fast nie körperlich krank. Bis zu ihrer Aufnahme im Heim, wo es häufiger zu Erkältungsinfekten kam, hatte sie, solange ich sie kannte – also jahrzehntelang –, nicht ein einziges Mal eine nennenswerte Erkältung. Sie hat fast nie Medikamente gebraucht. Während der Zeit der häuslichen Pflege haben wir allerdings ein damals relativ neuartiges Medikament zur Verzögerung der Demenzerkrankung ausprobiert. Da wir jedoch keine positive Wirkung erkennen konnten, haben wir es in Absprache mit dem behandelnden Arzt wieder abgesetzt.

Einige Jahre nach dem Unfall lernte meine Mutter ihren zweiten Mann, meinen Vater, kennen. Die beiden heirateten 1955 und ein

Jahr später wurde ich als ihr einziges Kind geboren. Von da an verlief das Leben meiner Mutter lange Zeit ziemlich unspektakulär im Rahmen unserer Familie. Als ich etwa zwölf Jahre alt war, machte sie einen Versuch, wieder halbtags im Büro zu arbeiten, fühlte sich dort jedoch überfordert. Sie hielt allerdings weiterhin den Kontakt zu ihren früheren Kolleginnen, der ihr als Gegengewicht zu ihrem Leben als Hausfrau immer sehr wichtig war. Leider zogen sich alle diese ehemaligen Kolleginnen bis auf eine sehr schnell zurück, als die ersten Anzeichen der Demenz sichtbar wurden.

Erste Anfänge hatten mein Vater und ich schon 1995 bemerkt, als meine Mutter 79 Jahre alt war. Zu dieser Zeit nahm sie aus eigener Initiative an einem Kurs »Gedächtnistraining« teil, der von einer Krankenkasse als Präventivmaßnahme angeboten wurde. Offensichtlich hatte sie selbst eine gewisse Vergesslichkeit bei sich bemerkt. An einem der Kurstermine fand sie sich an dem Veranstaltungsort in der Stadt plötzlich nicht mehr zurecht, obwohl ihr die Gegend bis dahin sehr vertraut gewesen war.

Bei einem gemeinsamen Urlaub mit einer Freundin in Bad Reichenhall wollte sie plötzlich im Kurpark lieber barfuß gehen als mit ihren hohen Stöckelschuhen – trotz harter Kieselsteine, Pfützen und den Hinweisen ihrer Freundin, dass dies doch dort nicht üblich sei. Sie wollte aber auch keine bequemen Schuhe mit flachen Absätzen kaufen. In diesem Urlaub passierte es auch gelegentlich, dass meine Mutter den Urlaubsort mit ihrem Heimatort verwechselte. Solche Momente der Desorientiertheit traten anfangs jedoch nur vereinzelt auf.

Überhaupt waren ihre Fähigkeiten bzw. Einschränkungen während der ganzen Zeit ihrer Demenzerkrankung recht schwankend. So kam es schon am Anfang vor, dass sie mich als einen ihrer im Krieg verstorbenen Brüder auffasste oder dass sie ihren noch lebenden Bruder nicht erkannte. Auf der anderen Seite erkannte sie noch einige Monate vor ihrem Tod plötzlich wieder die Uhrzeit an einer Wanduhr – allerdings nur ein Mal ausnahmsweise.

Anfang 1997 starb mein Vater an einer Krebserkrankung, die nur wenige Monate zuvor festgestellt worden war.

In den ersten Jahren der Demenz war es recht deutlich, dass meine Mutter ihre Veränderungen in Erinnerungsvermögen und Denken selbst bemerkte. Sie sprach auch oft darüber, sagte zum Beispiel, sie sei »ganz durcheinander«, und bewegte dabei ihre Hand vor ihrer Stirn, um zu zeigen, wo sie durcheinander sei. Manchmal fiel ihr dazu noch ein, dort sei es leer, manchmal, dass dort zu viele Gedanken oder unkontrollierbare, »komische« Gedanken seien. Weitere Klagen waren »Ich kann nicht mehr« oder »Ich werde doof«. »Früher war ich die Beste in der Klasse, jetzt bin ich wahrscheinlich die Dümmste.«

Einer ihrer Schwestern sagte sie, es sei alles sehr schlimm und so etwas wünsche sie niemandem. Kurz nach dem Umzug ins Heim sagte sie zu mir: »Ich glaube, ich werde wohl demnächst ein bisschen verrückt.«

Diese Äußerungen vermitteln allerdings ein allzu einseitiges Bild, sie entsprechen nicht ganz meiner Einschätzung der Situation. Meine Mutter war in ihrem Leben immer ein überwiegend positiv gestimmter, bescheidener, freundlicher und kontaktfreudiger Mensch gewesen, und im Prinzip blieb sie dies nach meiner Wahrnehmung überwiegend auch während der gesamten Demenz. Die oben genannten Klagen schienen eher einige Phasen des Tages zu betreffen, in denen meine Mutter vielleicht auch früher über Erschöpfung und Überlastung geklagt hätte.

In der Zeit der häuslichen Pflege war meine Mutter gelegentlich – insbesondere nachmittags – unruhig und wollte zum Beispiel zur Kirche, zu Verwandten oder zum Friedhof fahren. Sie hatte aber auch manchmal Phasen, die bis zu einigen Tagen dauern konnten, in denen sie sich vorwiegend im Bett ausruhte, dies übrigens, ohne dass ihr nächtlicher Schlaf dadurch beeinträchtigt wurde. Sie versuchte oft, sich in der gewohnten Weise im Haushalt oder Garten zu betätigen. Ein paarmal versuchte sie, allein mit dem Bus zum Friedhof oder zum Friseur zu fahren, fiel aber meist dort oder schon auf dem Weg dorthin irgendwie auf, so dass ich telefonisch gebeten wurde, sie abzuholen. Zweimal holte ich sie auch bei der Polizei ab, die von Mitbürgern auf die

offensichtlich etwas verwirrte alte Dame aufmerksam gemacht worden war. Für die in solchen Fällen immer sehr freundlichen Polizisten sind derartige Vorfälle anscheinend Routine, und meine Mutter fand vermutlich die Uniformen schick.

In den ersten zwei Jahren im Heim erlaubte man meiner Mutter nicht, sich ohne besonderen Grund tagsüber ins oder aufs Bett zu legen. Man befürchtete, dass sie dann nachts nicht schlafen und stattdessen aufstehen und herumlaufen würde. Meine Mutter war in dieser Zeit tagsüber auch relativ unruhig. Sie lief viel umher, ging in fremde Zimmer, was manchmal bei den betroffenen Bewohnern willkommen war, oft aber nicht. Es ist nicht ganz klar, wie viel davon Unruhe im Sinne des Ausdrucks von innerer Unzufriedenheit war und wie viel einfach auf der Tatsache beruhte, dass meine Mutter räumlich desorientiert war, sprich: einfach nicht wusste, welche Tür zu ihrem Zimmer führte. Vermutlich probierte sie die nächstbeste Tür, und wenn sie müde war und dort ein leeres Bett stand, legte sie sich eben hinein.

Nach etwa zwei Jahren im Heim und während der letzten zwei Jahre ihres Lebens war meine Mutter wesentlich ruhiger, allerdings keineswegs apathisch. Sie stand zum Beispiel kaum noch von selbst vom Stuhl oder Sessel auf, wenn nicht jemand kam, der sie dort abholte. Im Heim erschien sie den meisten Besuchern, Pflegekräften und Mitbewohnern in dieser Phase als relativ glücklich, in sich ruhend und fast immer freundlich. Eine Pflegekraft sagte einmal: »Sie ist der Sonnenschein hier im Haus.« Eine andere Pflegerin meinte, sie sei »die Liebe in Person«. Ab und zu sagte meine Mutter allerdings auf meine Nachfrage auch, es ginge ihr nicht gut oder sie habe Kummer. Die Frage von mir, ob sie gerne lebe, hat sie jedoch fast immer bejaht.

Meine Mutter starb am Fastnachtsabend des Jahres 2005 im Alter von 89 Jahren in ihrem Bett im Heim, relativ plötzlich und unerwartet.

Etwas an der Demenz schätzen lernen: Gespräche mit meiner Mutter

Die folgenden Gesprächsausschnitte sollen indirekt dazu dienen, meine Mutter und meine Beziehung zu ihr näher vorzustellen. Ich habe Gesprächsausschnitte ausgesucht, die ich bemerkenswert genug fand, um sie in meinem Tagebuch zu notieren, und die in diesem Buch nicht an anderer Stelle, etwa als Beispiele für meine »Methoden«, aufgeführt sind. Es sind Dialoge oder Äußerungen, die ich zum Beispiel lustig, weise, mitfühlend, originell, kreativ, poetisch oder in anderer Weise »merk-würdig« fand.

Vielleicht noch eine Erklärung dazu: Wenn ich sage, ich fand etwas an meiner Mutter lustig, meine ich natürlich eine eher bewundernde Art des Lustig-Findens, bei der ich mich ihr eher nahe fühlte und sie besonders schätzte, nicht ein Mich-über-sie-lustig-Machen, was eine distanzierende, herabsetzende Einstellung beinhalten würde. Ein ähnlicher Gegensatz besteht zwischen dem oft zu Recht kritisierten »infantilisierenden«, also verkindlichenden Umgang mit Demenzkranken und einer sich anpassenden, einfachen Ausdrucksweise, die der gegenüber Kindern ähnelt.

Ein Beispiel: Oft saßen meine Mutter und ich an einem Tisch, auf dem ein Getränk stand, von dem sie aus naheliegenden gesundheitlichen Gründen möglichst viel trinken sollte. Wenn auch eine Blume in einer Vase auf dem Tisch stand, habe ich gelegentlich in sanftem Tonfall gesagt: »Guck mal, die Blume. Weißt du, was passiert, wenn die Blume kein Wasser kriegt? Sie wird ganz trocken, verwelkt und stirbt. So ist das auch mit uns Menschen, wenn wir nicht genug trinken. Wir trocknen aus und sterben. Deshalb trink doch noch ein bisschen.« Ich denke nicht, dass dies unangemessenes Verkindlichen war, und habe auch an meiner Mutter keine negativen Reaktionen, etwa in ihrer Mimik, bemerkt. Im Gegenteil: Gewöhnlich war sie daraufhin bereit, etwas mehr zu trinken. Es war auch von mir nicht herabsetzend gemeint, und ich glaube, dass sich meine Intention bei dem, was ich sagte, genauso vermittelt hat wie der Inhalt der Worte.

Ich habe noch eine andere Absicht, wenn ich im Folgenden einige bemerkenswerte Gesprächsausschnitte präsentiere. Die meisten Äußerungen Demenzkranker lassen sich unter zwei entgegengesetzten Perspektiven betrachten: Man kann sie als Beispiel für die Krankheit, für den »Verfall« verstehen, nach dem Motto: »Nicht einmal das weiß sie mehr. Sogar das bringt sie durcheinander«, oder man kann sich fragen, welche positiven Qualitäten in ihnen zum Ausdruck kommen. Positives zu finden erleichtert es, die Person mit der Demenz wertzuschätzen. Ich fand meine Mutter seit ihrer Demenz meistens origineller und unkonventioneller als früher.

Ich möchte die kleinen gesammelten Geschichten weitgehend für sich sprechen lassen. Nur gelegentlich habe ich einen Kommentar hinzugefügt. Es gab weit mehr interessante Vorkommnisse, die ich aber leider nicht rechtzeitig durch Aufschreiben vor dem Vergessen gerettet habe.

Dezember 1996

Meine Eltern und ich finden uns zum alljährlichen weihnachtlichen Zusammensein im Wohnzimmer ein. Meine Mutter sitzt in ihrem »Fernsehsessel« neben der Tür, mein Vater in seinem Sessel nahe vor dem Fernseher und ich auf dem Sofa. Vor Beginn der Heute-Nachrichten, die meine Eltern regelmäßig sehen, erleben wir noch das Ende einer feierlichen Weihnachtssendung.
Meine Mutter nimmt die Fernsehshow auf, als würde das alles nur für sie persönlich inszeniert. Als die Moderatorin am Ende der Sendung ihre Weihnachtswünsche ans Publikum richtet, sagt meine Mutter (zuvor mit einem ganz erstaunten Seitenblick in meine Richtung) zum Fernseher: »Oh, danke, gleichfalls!«
Entsprechendes wiederholt sich am Ende der Heute-Sendung. Der Nachrichtensprecher wünscht frohe Weihnachten und sie sagt sehr betont in Richtung Fernseher, diesmal schon mehr daran gewöhnt, von allen möglichen Prominenten Weihnachtsgrüße zu bekommen: »Vielen Dank! Wünsch ich dir auch!«

Januar 1997

Ich komme vom Einkaufen und packe im Hausflur Lebensmittel aus. Meine Mutter kommt dazu. »Ich muss dir mal was erzählen …«
»Was denn?«
»Also, da habe ich eben im Schlafzimmer das Fenster aufgemacht und da war draußen ein Mann, der hat mir gesagt, wenn ich doch irgendwie Hilfe bräuchte, also er hilft mir jederzeit.«

»Und wer war das?«

»Ein ganz Fremder!«

»Ein fremder Mann? Keiner, den du kennst?«

»Nee, der war ganz fremd, den kannte ich bestimmt nicht.«

»Das glaube ich nicht, das war bestimmt jemand, den du kennst, und du hast ihn bloß nicht erkannt.«

»Ach so, du meinst, dass der mich kennt und ich ihn nicht erkannt habe!? Aber er hat gesagt, wenn ich Hilfe bräuchte, bräuchte ich mich bloß bei ihm zu melden.«

»Na siehste, wenn das ein Fremder gewesen wäre, dann hätte er das ja nicht gesagt, denn dann wüsstest du ja gar nicht, wo du dich melden solltest.«

»Aber da kann man doch mal sehen, wie fremde Leute oft sind! Sagt der doch einfach zu mir, er würde mir *jederzeit* helfen, ich bräuchte mich nur bei ihm zu melden!«

März 1997

Im Auto auf dem Weg zurück nach Hause von einem Friedhofbesuch, den meine Mutter durch viel Quengeln erzwungen hat, sagt sie: »Ich bin ja schon 81. 1916 geboren ... Und ich habe ja auch in meinem Leben viel, viel, viel, viel, viel, viel, viel, viel, viel, viel, viel, viel, viel – nimmt gar kein Ende – erlebt!«

Juli 1997

Meine Mutter ruft von unten im Flur nach oben zu mir (ich stehe oben auf der Treppe): »Haben wir heute den dritten?«

»Ja.«

»Wirklich?«

»Ja.«

»Donnerstag, den dritten?«
»Ja.«
Ich gehe runter, meine Mutter ist dabei, einen Tupper-Topf mit frisch gepflückten Johannisbeeren einzufrieren und zu beschriften, auch mit Datum: »Also, der dritte, und welchen Monat haben wir? August. Nein, September?«
»Nee, Juli.«
»Ach so, dritter Juli. Und welches Jahr? 48!? Oder 64?«

Juli 1997

Im Fernsehen laufen Nachrichten. Es wird über Unruhen in Nordirland berichtet, weil die Protestanten sich durch Feierlichkeiten der Katholiken provoziert fühlen, mit denen diese ihre historischen Siege über die Protestanten feiern. Meine Mutter reagiert sehr empört: »Die haben doch 'nen Vogel!«
»Wieso?«
»Dass die gegen die Katholiken sind. Sind wir doch auch nicht.« Einige Sekunden später: »Ich war sogar schon mal mit einem Katholischen befreundet! Den hab ich auch nicht umgebracht!« Und nach weiterem Nachdenken: »Und er mich auch nicht!«

Juli 1997

Meine Mutter sitzt vorm Fernseher. Als ich dazukomme, sagt sie: »Wenn man müde ist, soll man sich schonen.«
Ich weiß erst nicht, worum es geht: »Haben sie das im Fernsehen gesagt?«
Es stellt sich heraus, dass über einen russischen Kosmonauten in der Raumstation Mir berichtet worden war, der Herzprobleme hat. Er soll sich auf Anraten der Ärzte schonen.

»Na ja, Astronautin willst du ja doch nicht mehr werden ... Oder doch? Willst du doch noch zum Mond fliegen?«
Meine Mutter wehrt ab: »Ach, wenn ich wohin fliegen will, kann ich ja zu dir fliegen.«
»Zu mir?«
»Ja, 10 Stufen hoch.«
Es waren übrigens genau zehn Stufen vom Hausflur ihrer Wohnung bis zu dem Zimmer, in dem ich mich meistens aufhielt.

April 1998

Als ich kurz nach Ostern meine Mutter vom Friseur abhole, wünscht sie allen Friseurinnen zum Abschied ganz herzlich: »Ein frohes neues Jahr!« Zu Hause angekommen fragt sie mich: »Wie alt war ich früher?«

Oktober 1998

Nach dem Wetterbericht stehen wir beide auf und ich schalte den Fernseher aus. Meine Mutter sagt: »Tja, das ist ja immer so ...« Sie überlegt einen Augenblick, was immer so ist, dann vollendet sie den Satz: »... dass man das Wetter nicht vorher weiß.«

Juni 1999

Mama hat ihre Zahnprothese nicht im Mund. Die Prothese ersetzt einen großen Teil ihrer Zähne im Oberkiefer.
Ich frage: »Kämst du eigentlich auch ohne Zahnprothese zurecht?«
»Sicher! Äß ich eben nichts.«

Mai 2000

Wir waren beim Zahnarzt, damit meine Mutter eine neue Zahnprothese bekommt, diesmal eine, die alle Zähne des Oberkiefers ersetzt. Dafür mussten ihr auch die letzten verbliebenen eigenen Zähne des Oberkiefers gezogen werden. Der Zahnarzt versorgte die Wunden mit Tampons, und meine Mutter erhielt die Anweisung, diese noch einige Zeit im Mund zu lassen und wegen der frischen Wunden eine Zeit lang nichts zu sich zu nehmen. Als wir zirka 15 Minuten später zu Hause sind, hat sie die Tampons runtergeschluckt.

Nachdem ich sie kurz allein gelassen habe, weil ich zur Toilette musste, stelle ich beim Zurückkommen mit Schrecken fest, dass sie einen Zwieback isst. Ich sage: »Mama, du hast doch noch Wunden im Mund! Wir waren doch gerade beim Zahnarzt.« Daraufhin sagt sie völlig überzeugt: »Wir waren doch nicht beim Zahnarzt, wir waren doch beim Friseur!« Die Wunden sind übrigens völlig problemlos und schnell geheilt, es gab keinerlei Komplikationen.

Diese Geschichte könnte man auch als Beispiel dafür sehen, wie stark psychische Erwartungen und Faktoren somatische Vorgänge beeinflussen. Meine Mutter hatte seit ihrer Demenzerkrankung nach meiner Einschätzung eher weniger Gesichts(Sorgen?)falten als vorher. Auch ihre Atmung erschien mir während der Demenz eher tiefer.

April 2001

Wenige Wochen nach dem Umzug ins Pflegeheim, während ihrer kurzen depressiven Phase dort, glaubt meine Mutter, dass sie bald sterben wird. Ich frage sie, warum sie sich darüber Gedanken macht. Sie antwortete: »Der Rest des Lebens denkt eben ans Sterben.«

Oktober 2001

Wir sitzen in ihrem Zimmer im Heim und üben Kirchenlieder, d. h., ich schlage nach dem Zufallsprinzip jeweils eine Seite in ihrem evangelischen Gesangbuch auf, sage die Anfangsworte und meine Mutter versucht die Fortsetzung aufzusagen.
Ich schlage Lied Nr. 230 auf und lese den Anfang vor: »Ich singe Dir mit Herz und Mund«. Die Strophe geht weiter mit »Herr, meines Herzens Lust«. Mama fällt jedoch eine andere Fortsetzung ein: »aus meines Herzens Grund«. Na ja, denke ich, eine originelle Schöpfung, es reimt sich sogar, ich werde es mal aufschreiben. Ich notiere also ihre Fortsetzung unter dem Lied im Gesangbuch.
Unmittelbar danach wiederhole ich den Vorgang und schlage zufällig (?) eine andere Seite auf. Diesmal ist es Lied Nr. 341. Ich lese die ersten Worte dieses Liedes: »Aus meines Herzens Grunde«, also die gleichen Worte, die ich gerade vorher notiert habe. Als ich es drei Tage später noch einmal mit dem gleichen Liedanfang »Ich singe Dir mit Herz und Mund« versuche, erfindet meine Mutter die Fortsetzung »Du meines Lebens Leben«.

März 2002

Mama sitzt im Sessel in ihrem Zimmer im Altenheim, und ich neben ihr an einem kleinen Tisch am Fenster. Ich habe ihr eine Frauenzeitschrift gegeben und sie liest die große Überschrift auf der Titelseite, die da lautet: »Ich möchte gerne mein Glück mit anderen teilen«. Dann sagt sie begeistert: »Das möchte ich auch gerne. Ich möchte auch gerne mein Glück mit anderen teilen.«

Auf meine Frage, ob sie denn glücklich sei (kurz vorher hatte sie gesagt, es ginge ihr heute schlecht), weiß sie nicht recht eine Antwort. Dann frage ich, ob sie eine Idee habe, wie sie ihr Glück mit anderen teilen könne. »Nicht so hohe Ansprüche stellen« ist ihre Antwort.
Ich bemerke dann noch, dass sie das ja schon tue, dass sie ja keine hohen Ansprüche stelle. Sie stimmt dem zu.

Juli 2002

Ich habe meine Mutter im Heim abgeholt und wir besuchen ihre beste Freundin Berta zum Kaffee. Außerdem ist noch eine Nachbarin von Berta dabei. Meine Mutter ist in guter Form und recht fröhlich und gesprächig. Am Schluss verabschiedet sich die Nachbarin von meiner Mutter in sehr herzlichem Tonfall mit den Worten: »Frau Beyer, ich wünsche Ihnen weiterhin alles Gute!«
Darauf Mama: »Danke, ich werde mir ganz, ganz viel Mühe geben.«

September 2002

Meine Mutter sitzt an ihrem Esstisch unter anderem mit ihrer Zimmernachbarin Frau N. Frau N. ist ebenfalls demenzkrank und hat eine Vorliebe dafür, sich in Reimen auszudrücken. Sie improvisiert einen Vierzeiler, der für mich inhaltlich keinen Sinn ergibt, sich aber eben reimt. Meine Mutter scheint recht begeistert zu sein und sagt zu mir: »Schreib mal auf!«
Ich habe es nicht gemacht, was ich im Nachhinein bedauert habe.

Januar 2003

Wir blättern zusammen in einer bekannten Frauenzeitschrift. Irgendwann gelangen wir auf die Humorseite, auf der ein Cartoon abgebildet ist: ein Brunnen, auf dessen rechtem Rand ein Frosch sitzt und ein Prinz am linken Rand des Brunnens, und der Frosch sagt: »Nicht küssen, ich will so bleiben, wie ich bin!«, vermutlich in Anspielung auf einen bekannten TV-Werbespruch für kalorienarme Nahrungsmittel.

Ich erkläre meiner Mutter die Situation so: »Guck mal, der Prinz will den Frosch mit einem Kuss in eine Prinzessin verwandeln, und der Frosch will das gar nicht. Das soll ein Witz sein.« Meine Mutter lacht auch ein bisschen. Dann frage ich sie: »Was wärst du denn lieber: ein Frosch oder eine Prinzessin?« Die Antwort kommt schnell: »Frosch!«

Oktober 2003

Heute ist Mama gesprächig! Gestern hatten wir schon den Dialog:

»Was soll ich bloß machen?«

»Wie meinst du das: Was soll ich bloß machen?«

»Nützlich arbeiten!«

Ich sagte dann unter anderem, ich könne ihr ja mal ein Staubtuch mitbringen. Als ich ihr heute von meinen Einkäufen erzähle, sagt meine Mutter, sie könne ja auch einkaufen. Ich frage sie, ob ich vielleicht was für sie kaufen könne, und sie sagt: »Ja, ein Staubtuch.«

November 2003

Als wir im Heim auf den Stühlen gegenüber dem Käfig mit Wellensittichen sitzen, sage ich zu ihr: »Guck mal, die Vögel haben ein neues Zuhause bekommen.« (Gemeint ist, dass sie einen neuen Käfig haben.) Daraufhin sagt Mama: »Können wir ja auch ein neues Zuhause bekommen.«

Dezember 2003

Als ich sie frage: »Was würdest du denn machen, wenn ich sterben würde?«, antwortet sie sehr schnell und sehr pragmatisch: »Dann würde ich auch sterben.«
Es war so, als wenn ich gefragt hätte: »Was würdest du machen, wenn ich heute Abend schon um neun Uhr ins Bett ginge«, und sie geantwortet hätte: »Dann würde ich auch früh ins Bett gehen.«

Dezember 2003

Mama: »Mach mal ... wie früher.«
Ich: »Ich soll machen wie früher. Was soll ich denn machen wie früher? Etwas soll sein wie früher?«
Sie: »Oma.«
Ich vermute, dass sie gerne Oma wiedersehen würde, und sage, dass wir Oma leider nicht besuchen können, weil Oma schon im Himmel sei, dass wir aber an Oma denken und auch über Oma reden könnten. Mama ist ganz begeistert von der Idee, sagt immer wieder, teilweise laut und bestimmt: »Oma denken!«
Wir betrachten dann, um besser an Oma denken zu können, Fotos von Oma im Fotoalbum. Meine Mutter ist sehr engagiert bei der Sache. Ich schlage vor, das ab jetzt öfter zu machen, an Oma denken. Sie findet die Idee sehr gut.
Später gibt es eigenartige Klockergeräusche aus einem der darüberliegenden Zimmer in den oberen Etagen oder von der Heizung,

und ich sage, das störe mich, aber sie würde es vermutlich nicht so stören?

Sie sagt, es störe sie überhaupt nicht, und fragt mich, ob es mich denn störe. Ich sage, ja, die Menschen seien eben verschieden, was den einen störe, störe den anderen nicht, und was der eine mag, möge der andere nicht unbedingt. Sie sagt dann: »Stör *mich* mal!«

Ich gehe darauf ein: »Ich glaube, du störst dich am meisten an unordentlicher Kleidung bei mir. Du möchtest gerne schick sein und auch, dass ich schick bin. Ich glaube, wenn ich eine Seite des Hemdkragens über dem Pullover habe und den anderen darunter, das würde dich vermutlich stören«, und arrangiere mein Flanellhemd entsprechend. Es stellt sich als zutreffend heraus, sie sagt vorwurfsvoll: »Das *musst* du ja auch nicht machen!« Und sie findet von sich aus auch noch die Subtilität heraus, dass ein Ärmel meines Hemdes am Handgelenk anders geknöpft ist als der andere – der eine am ersten Ärmelknopf, also etwas enger, der andere am zweiten Ärmelknopf, also etwas weiter.

Januar 2004

Mama sagt: »Ich glaube, ich werde das Leben nicht überleben.«

Vielleicht meint sie, das Leben im Heim sei ihre letzte Station, ich weiß es nicht.

Februar 2004

Mama ist relativ gesprächig, sagt unter anderem: »Du kannst dein Heil auch nicht leben.« Ich verstehe sie so, dass sie der Meinung ist, mir gehe es nicht gut. Auf meine Nachfrage, was

denn dazu gehöre, »mein Heil zu leben«, sagt sie prompt: »Alles Mögliche!«
Das folgende Beispiel zeigt einen längeren Gesprächsverlauf mit wechselnden Themen:

September 2004

Heute erstaunt mich Mamas Initiative beim Reden und Ausdrücken von Wünschen wieder sehr. Nachdem sie vorher noch gesagt hat, es gehe ihr gut, ist sie später unruhig und sagt: »Lass uns mal fahren!«
»Wohin denn? Gefällt es dir hier nicht?«
»Gefällt mir hier nicht.«

»Möchtest du denn woanders hinziehen?«
Ja, sie möchte woanders hinziehen ... Ja, sie verstehe, dass ich das nicht von einem Tag zum anderen organisieren könne ... Ja, sie wüsste, dass sie schon ein paar Jahre hier im Heim sei ... Ich solle Geld abholen ..., aber es wäre vielleicht kein Geld mehr auf dem Konto. Dann sagt sie etwas mit »Schreiber zum Schreiben«, und ich frage sie, ob sie etwas aufschreiben wolle.
Wir üben auch das Aufsagen der Kirchenlieder – sie kann etwa so viel wie sonst, eher etwas mehr. Soll ich ihr etwas vorlesen? Nein, ein andermal. Sollen wir fernsehen? Nein, auch ein andermal. Als sie das mit dem Schreiben sagt, bringe ich ihr einen Zettel und einen Kugelschreiber, und sie schreibt richtig von sich aus drauflos, mehrere Zeilen. Es handelt davon, dass etwas (noch) nicht in Ordnung sei, dass jemand jetzt fährt oder fahren soll. Erst schreibt sie, dann schreibe ich auf ihren Wunsch hin einen Satz und frage sie: »Soll ich noch was drunterschreiben?« Sie: »Schreib mal ›Hanna‹ drunter!« Dann sagt sie, sie sei jetzt müde.

Ich bin natürlich froh darüber, dass sich ihre mentalen Fähigkeiten seit den letzten Treffen verbessert haben, andererseits höre ich natürlich nicht gerne, dass es ihr dort nicht gefällt.

Ich habe im Laufe der Jahre auch einige Wortschöpfungen gesammelt, die ich originell fand, zum Beispiel:

Auffüllen = füttern; »Füll mal auf« war also eine Aufforderung, ihr den nächsten Bissen zu reichen.

Ögg sagen = aufstoßen

Rot machen = bremsen; bezieht sich beim Autofahren auf vor uns fahrende Autos bzw. deren Bremslichter; »der hat Rot gemacht«

den Pott voll haben = die Nase voll haben, genug von etwas haben; als ich meiner Mutter von etwas erzählte, das mir zu viel wurde, sagte sie: »Da hattste den Pott voll!?« – das Wort »Pott« steht in Norddeutschland umgangssprachlich für »Topf«

lowender (geschlossenes »o« wie in dem Wort »Lot«, Betonung auf der zweiten Silbe) = eine Art helles Orangerot; ich hatte zu dem Struwwelpeter-Bilderbuch zu verschiedenen darin enthaltenen Farben nach den Bezeichnungen gefragt: Ein Kleid war grün (richtig!), eins blau und eins eben »lowender«.

Ein Wort wie »lowender« können wir leicht genießen, wenn wir wie hier seine Bedeutung erfahren. Es erweitert dann unsere Welt um ein Stückchen. Schwieriger ist es, wenn wir die Äußerung einer dementen Person nicht verstehen. Wir fühlen uns eher irritiert, hilflos, als ob der andere in einer separaten Welt lebt, zu der wir keinen Zugang haben. In solchen Fällen können Methoden helfen, doch noch eine Art von Kontakt herzustellen.

Meine »Methoden«

Was oder wie kann man nun antworten, wenn die Person sich unvollständig oder unverständlich äußert, wenn sie Dinge behauptet, die nicht stimmen, wenn sie etwas tun möchte, was einfach nicht geht? Und wie kann ein Begleiter von sich aus ein Gespräch anfangen und einen Kontakt herstellen?
Ich möchte im Folgenden beschreiben, welche Möglichkeiten ich dazu gefunden und erfunden habe. Sie sind unterteilt in Vorgehensweisen, bei denen ich auf Initiativen einging, die von meiner Mutter kamen, und in andere, bei denen die Initiative von mir ausging, etwa indem ich etwas fragte oder eine Aktivität vorschlug.

Absolut übergeordnet war dabei für mich, dass der Kontakt so weit wie möglich sowohl mir als auch meiner Mutter gefallen bzw. guttun sollte. Ob er mir gefiel, wusste ich natürlich mehr oder weniger unmittelbar, ob er meiner Mutter gefiel, konnte ich – soweit dies überhaupt möglich war – nur herausfinden, indem ich sie danach fragte oder indem ich beobachtete, ob sie irgendwie unfroh oder irritiert erschien, sich in sich zurückzog oder fröhlich, dankbar und bereit war, den Dialog fortzusetzen. Daraus ergab sich, dass ich möglichst nicht mit ihr kämpfen, sie berichtigen oder abwerten wollte.
Für alle Vorgehensweisen gilt, dass es nicht nur nur darauf ankommt, was man tut, sondern auch wie man es tut. Hier ist insbesondere der Tonfall sehr wichtig. Die eigene Einstellung, die Worte und der Tonfall sollten zueinander passen.
Da meine Mutter ohnehin noch sehr gut hören konnte, habe ich darauf geachtet, sanft und in normaler Lautstärke zu sprechen. Wäre meine Mutter schwerhörig gewesen, hätte ich versucht, sehr

nahe an ihrem Ohr zu sprechen oder mich so zu positionieren, dass sie zusätzlich meine Lippen hätte lesen können.
Es gibt auch bestimmte Tonfälle oder Satzmelodien bei bestimmten Äußerungen, die sozusagen zu unserer »Familiensprache« gehörten. Wenn ich also etwas Tröstendes sagen wollte, habe ich in der gleichen Weise gesprochen, die meine Mutter früher in solchen Situationen benutzt hatte und die sie ja höchstwahrscheinlich so von ihrer eigenen Mutter erfahren und gelernt hatte.
Dieses familienspezifische Element von Kommunikation ist für professionelle Pflegekräfte, selbst wenn sie ansonsten gut ausgebildet und motiviert sind, naturgemäß kaum zugänglich. Es kommt dann leicht zu Missverständnissen, nicht nur bei sprachlichen Äußerungen. Ich meine zum Beispiel ganz gut zu wissen, was es bedeutete, wenn meine Mutter lächelte: Es hieß bei weitem nicht immer, dass sie sich freute, es konnte auch eine Art Verlegenheit ausdrücken.
Ein anderes Beispiel: Ich weiß, dass die Worte »Pass mal auf!« von meiner Mutter ihr Leben lang gelegentlich als Einleitungssatz benutzt wurden, wenn sie etwas Wichtiges sagen wollte. Eine passende Reaktion war also etwa: »Ja, was möchtest du mir sagen?« Eine Pflegerin, die das Wort »aufpassen« als Aufforderung verstand, vorsichtig zu sein, konnte meiner Mutter mit der Antwort: »Okay, ich werde aufpassen«, und anschließendem Weggehen an dieser Stelle daher nicht gerecht werden.
Ich weiß auch, dass meine Mutter in ihrem Leben oft gewisse Sprichworte zitiert hat, um einer Aussage Nachdruck zu verleihen. Mit diesem Wissen konnte ich dann ebenfalls solche Sprichworte verwenden, zum Beispiel sagen: »Mama, trink mal noch ein bisschen! Essen und Trinken hält Leib und Seele zusammen.«

Es gibt auch familienspezifische Rituale, etwa, wie man sich begrüßt oder auf welche Weise man ein gemeinsames Essen beginnt. Allgemein gesagt habe ich versucht, vorzugsweise uns beiden vertraute Elemente der Interaktion anzuwenden, sofern ich diese positiv fand.

Meiner Mutter folgen

Ich beginne mit den Vorgehensweisen, bei denen ich versuchte, meiner Mutter zu folgen, da sie die zentrale Rolle in meinem Methodenrepertoire innehaben. Ich musste also, wenn ich meine Mutter im Heim besuchte oder mir im Kontext häuslicher Pflege

speziell Zeit für sie nahm, nicht immer die Initiative übernehmen. Ich konnte ihr auch zum Beispiel bei meinen Besuchen im Heim erst einmal aufmerksam, mit einer offenen Einstellung, gegenübersitzen und warten, was von ihr kam.

Es brauchte oft ein bisschen Zeit – und damit verbunden Geduld –, bis von ihr Signale kamen. Es ist wohl für die meisten Begleiter sehr verlockend, Gesprächspausen zu vermeiden, indem sie eigene Fragen oder Vorschläge ins Spiel bringen. Es kann sich aber auch lohnen, zu warten und zu gucken.

Im Folgenden beschreibe ich einige Möglichkeiten, wie ich auf das Verhalten oder die Äußerungen meiner Mutter eingehen konnte:

Eine mögliche Fortsetzung suchen

Am Anfang meiner Pflegezeit habe auch ich die üblichen Fehler gemacht, die die meisten Menschen im Umgang mit Demenzkranken machen: Ich habe meine Mutter oft korrigiert oder zum

Ausdruck gebracht, dass ich sie nicht verstehe. Wenn sie zum Beispiel nach ihrer Mutter gefragt hat, habe ich erklärt, dass diese ja nicht mehr leben würde, und hinzugefügt: »Überleg doch mal, du bist schon über 80 und deine Mutter war 30 Jahre älter als du, da müsste Oma ja über 110 Jahre alt sein, so alt wird doch kaum jemand.«

Dann habe ich gelesen, dass ich ja nicht unbedingt auf die Sachverhalte eingehen muss, dass ich ja genauso gut auf das Interesse oder die Gefühle eingehen kann, die mit dieser Frage verbunden sind. Also sagte ich lieber: »Du denkst noch oft an Oma, nicht wahr?«, und so konnten wir unabhängig von den Sachverhalten über ihre Mutter sprechen.

Später bin ich auf die Idee gekommen, das Ganze fast zu einer Art Rollenspiel zu erweitern: Ich sagte also auf ihre Mitteilung, dass sie ihre Mutter besuchen möchte, erst einmal, dass wir diese im Moment nicht gut besuchen könnten. Falls sie nachfragte, wieso nicht, sagte ich manchmal, dass Oma ja schon »im Himmel« sei, manchmal benutzte ich auch Ausreden, je nach Intuition. Anschließend griff ich wie oben beschrieben ihr Interesse auf, indem ich sagte: »Aber du würdest heute gerne Oma besuchen, oder?« Dann sagte ich: »Ich denke, wenn wir Oma besuchen würden, würde sie sich bestimmt auch sehr freuen, dich wieder zu sehen, und sie würde dich bestimmt fragen, wie es dir geht. Was würdest du denn dann sagen?« Daraufhin antwortete meine Mutter zum Beispiel: »Dann würde ich sagen, es geht mir heute nicht so gut.«

Auf diese Weise konnte ich eine Zeit lang die Rolle einer guten Mutter für meine Mutter übernehmen und etwa weiter sagen: »Oh, das fände Oma bestimmt schade, dass es dir nicht so gut geht, sie möchte dann bestimmt wissen, wieso es dir nicht so gut geht, ob du vielleicht irgendwelchen Kummer hast.« So hatte ich eine Möglichkeit, ihr eine Art Fantasiekontakt zu ihrer Mutter zu bieten, indem ich eine Fähigkeit nutzte, die sie gerade durch die Demenz hatte, nämlich die, in einer Fantasiewelt zu leben.

Das Prinzip, das ich in diesem Zusammenhang erklären möchte, besteht darin, etwas Statisches, etwa einen immer wieder wiederholten Wunsch, in einen Ablauf zu überführen, bei dem er sich irgendwie erledigt, auch wenn der Wunsch nicht unbedingt erfüllt werden kann. Wenn meine Mutter zum Beispiel zu Verwandten fahren wollte, diese aber keine Zeit hatten, konnten wir vielleicht irgendwo anders hinfahren, etwa zum Einkaufen, oder irgendwohin, wo man Menschen sehen und begrüßen konnte. Oder wir konnten über den Ort, zu dem sie unbedingt wollte, reden, darüber, was sie dort tun würde, wenn wir da wären. Über etwas zu reden ist manchmal schon eine akzeptable Alternative dazu, es zu tun.

Ich hätte in dem oben angeführten Beispiel auch offener fragen können, etwa:

»Und wenn wir Oma besuchen, was passiert dann?« oder:

»Und wenn wir Oma besuchen, was sagt Oma dann?« oder:

»Und wenn wir zu Oma fahren, was möchtest du dort?«

Wenn man eine mögliche Fortsetzung sucht, akzeptiert man die Initiative einer dementen Person als einen sinnvollen Anfang, den man unterstützt.

Dieses Prinzip lässt sich auch auf die Demenz als solche anwenden. Bei Richards und Tomandl (2006, S. 92) habe ich die Idee gefunden, zu einer Person, die über ihre Vergesslichkeit klagt, etwa sinngemäß zu sagen: »Ich vergesse auch viel. Es ist nicht so schlimm, manche Dinge zu vergessen. Vielleicht können wir mal beide für eine kurze Zeit alles vergessen und gucken, was passiert.«

Dieser ziemlich radikale Vorschlag macht zumindest den Unterschied zu dem ersten Impuls der meisten Mitmenschen deutlich: Anstatt des wenig aussichtsreichen Versuchs, den Dementen in das Land der Sich-Erinnernden zurückzuholen, indem man an ihn appelliert, ihn korrigiert und belehrt, begibt man sich in sein Territorium, wo durch kognitives Vergessen auch neue Dinge möglich werden.

Harmlosere Variationen zu diesem Vorschlag, sich eher mit dem Demenzkranken zu solidarisieren, sind Bemerkungen wie: »Ich vergesse auch vieles«, »Ich mache auch oft Fehler« oder »Entschuldige, ich kann dir da nicht helfen« (vgl. BUIJSSEN 1994, S. 84).

Bei manchen Problemen können wir auch Lösungen als sinnvolle Fortsetzungen vorschlagen. Wenn sich zum Beispiel jemand vor einem Monster fürchtet, kann der Begleiter versuchen, ob der Satz »Ich werde es verjagen« hilft. Wenn die demente Person ihr Portemonnaie sucht, kann man vorschlagen, es zusammen zu suchen. Eine Antwort, die auf viele Situationen passt, in denen sich der Demente um etwas sorgt, ist: »Ich werde mich darum kümmern« (vgl. BUIJSSEN 1994, S. 76). Das heißt nicht, dass man nun anfangen muss, vor den Augen der Person das ganze Zimmer zu durchsuchen. Der Satz genügt oft schon.

»Zurücksagen«

Ich denke, jeder von uns fände es extrem entmutigend und würde entweder mit Rückzug vom Kontakt oder mit Verrücktwerden reagieren, wenn er nach jedem Satz, den er sagt, entweder hören würde: »Also was du da gesagt hat, stimmt ja gar nicht«, oder: »Was du da sagst, ist völlig unverständlich«. Kein Wunder, dass Demenzkranke durch derartige Reaktionen auch nicht gerade aufblühen. Es ist eher ein Wunder, dass sie trotzdem noch so lange versuchen, sich verständlich zu machen.

Daher wollte ich auf die Äußerungen meiner Mutter möglichst so reagieren, dass sie merkte, es bewirkt etwas, wenn sie etwas sagt, etwas davon wird verstanden. Das Mittel, das ich dazu am meisten verwendet habe, war das sogenannte »Zurücksagen« – möglichst in einem Tonfall, der deutlich machte, dass etwas Bedeutungsvolles bei mir angekommen war.

So etwas geht auch bei verrückten, unverständlichen Äußerungen. Wenn meine Mutter zum Beispiel sagte: »Bring mir mal den Bluckibumm«, konnte ich einfach fragen: »Du möchtest, dass ich dir den Bluckibumm bringe?« Dann bestätigte sie mit Ja und fühlte sich offenbar verstanden!

In der späteren Phase der Demenz, aus der dieses Beispiel stammt, reichte ihr dies anscheinend, d. h., ich musste ihr gar nichts mehr bringen, jedenfalls forderte sie nicht weiter. Andernfalls hätten wir eine Art Ratespiel anschließen können: »Und ein Bluckibumm, ist das etwas hier im Zimmer? Im Haus? In der Küche? Etwas zum Essen?«

Eine andere, bei teilweise verständlichen Äußerungen meist bessere Möglichkeit ist die, mithilfe von Platzhalterwörtern wie

»etwas«, »jemand«, »irgendwie« zu antworten, also im oben genannten Fall etwa zu sagen: »Du möchtest, dass ich dir etwas bringe!?« Der Punkt bei dieser Art von Kommunikation ist der: Auch wenn wir nicht herausfinden sollten, was sie mit »Bluckibumm« meinte, so hatten wir doch immerhin einen Gesprächsablauf, bei dem meine Mutter etwas sagte und ich etwas verstand. Meine Idee dabei war, sie zu ermutigen, so schnell nicht auch noch das Sprechen aufzugeben. Ich stelle mir vor, dass sich meine Mutter überfordert und allein gelassen gefühlt hätte, wenn ich etwa – insbesondere in einem distanzierten, verurteilenden Tonfall – gesagt hätte: »Ich verstehe dich nicht, was soll denn ›Bluckibumm‹ heißen?«

Es gibt bei jedem unverständlichen Satz einen Teil, der verständlich ist. Es sind meistens einfach die restlichen Wörter. Manchmal ist es auch nur ein einziges Wort, so wie hier: Mama sagt etwas mit vollem Mund, von dem ich nur das Wort »Oma« verstehe. Dann kann ich antworten: »Etwas mit Oma.«, und in bestätigendem Tonfall hinzufügen: »Mhm.«

Im folgenden Beispiel ist es ein Satzanfang, den ich zurückgesagt habe:

Meine Mutter sagt: »Du hast aber nicht ...«

»Ich habe aber nicht ... irgendetwas hab ich nicht ...« Da sie dabei auf meinen Pullover guckt und kurz vorher schon geäußert hat, dass ihr irgendetwas daran nicht gefällt, probiere ich: »... nicht das Richtige an?«

Sie bestätigt: »Nicht das Richtige an!«

Wenn demente Personen längere Geschichten erzählen – das ist ja in der Anfangsphase der Demenz eher typisch –, kann und braucht ein Zuhörer natürlich nicht alles davon zurückzusagen.

Wenn die Erzählung so etwas wie einen Kernsatz enthält, kann man einfach diesen wiedergeben. Wenn die Person zum Beispiel über ihre früheren Arbeitsstellen berichtet und mehrfach sagt: »Ich habe dort gutes Geld verdient«, kann der Zuhörer sich darauf beschränken und einfach diesen Satz zurücksagen: »Ah ja, du hast dort gutes Geld verdient.«

Ansonsten kann der Begleiter während des Erzählens zu verstehen versuchen, was der anderen Person an dieser ganzen Geschichte so wichtig sein mag, und so für sich selbst eine Art zusammenfassenden Kernsatz bilden, den er dann äußern kann. Zu versuchen, das Wichtige an einer wiederholt erzählten Geschichte herauszuhören, macht es oft leichter, die Erzählung »auszuhalten«. Statt innerlich zu stöhnen: »Nicht schon wieder! Das hat sie doch schon x-mal gesagt!«, kann man stattdessen denken: »Jetzt redet sie wieder über ihre Arbeitsstellen und ihren Verdienst. Das verdiente Geld scheint ihr sehr wichtig zu sein. Wenn ich mir vorstelle, hilfsbedürftig zu sein, indem ich zunehmend vergesslich werde und mich weniger gut orientieren kann, fände ich es vermutlich beruhigend, noch Geld von früher zu haben. Es würde eine Art Sicherheit bedeuten. Vielleicht ist es ihr aber auch wichtig, dass das Geld durch ihre eigene Arbeit verdient ist und nicht von anderen kommt.« Dann kann ich probeweise etwas von diesen Vermutungen äußern: »Noch Geld von früher haben ist gut, nicht?« Oder: »Wenn man eigenes Geld hat, ist man unabhängiger, nicht?«

Ich möchte noch einmal betonen, wie wichtig der Tonfall beim Zurücksagen ist. Einen Satz wie: »Du möchtest, dass ich dir den Bluckibumm bringe?!«, könnte man auch nüchtern und mechanisch sagen. Ich meine jedoch einen verständnisvollen Tonfall, so als wenn ich gerade etwas Wichtiges, Neues, gehört habe und daraufhin antworte: »Ach so, so ist das also für dich.«

Das Erleben oder die Bedeutung ansprechen

Ich gehe davon aus, dass es die »innere Person« (s. das Kapitel) stärkt, wenn sie herausfindet und äußert, wie sie etwas erlebt oder was etwas für sie bedeutet. Die einfachste Version davon ist, herauszufinden und zu sagen, ob etwas gut oder schlecht ist. Auch wenn meine Mutter etwas Unverständliches sagte, konnte ich sie fragen, ob sie mit dem Satz oder dem unverständlichen Teil des Satzes etwas Gutes oder etwas Schlechtes meinte. Dies ermöglichte es mir dann, in einem weiteren Schritt einfühlsam zu reagieren, d.h. mich mit ihr zu freuen oder etwas zu bedauern.
Ein Beispiel:
Meine Mutter sagt im Heim: »Hier ist auch keine Anstellung.«
Das Wort Anstellung hat natürlich eine konventionelle Bedeutung im Sinne einer Arbeitsstelle, die mir aber in dem Moment nicht einfiel, weil sie nicht zu meinem Verständnis der Situation passte. Daher habe ich zurücksagend gefragt: »Hier ist keine Anstellung?«
»Ja, keine Anstellung.«
»Ist das gut oder nicht so gut, wenn hier keine Anstellung ist?«
»Ist nicht so gut.«
Obwohl ich den Sinn der Mitteilung nicht verstanden hatte, konnte ich nun mitfühlend sagen: »Ach so, ja dann ist es ja schade, dass hier keine Anstellung ist.«
Noch ein Beispiel:
Sie sagte: »Gelegentlich ... können wir dir ...«

Ich sagte mehrfach zurück: »Gelegentlich könnt ihr mir ... Du hast gesagt, gelegentlich können wir dir ...«
An dieser Stelle hatte ich plötzlich die Idee, sie möchte vielleicht sagen: »Gelegentlich können wir dir was geben oder schenken.«
Da mir dies aber sehr spekulativ erschien, fragte ich einfach: »Was Gutes oder was Schlechtes?«
Sie antwortete sofort: »Was Gutes!«
Ich verstehend: »Ach so, gelegentlich könnt ihr mir was Gutes.«
Ein weiterer Dialog:
Ich hatte mit meiner Mutter in einer Illustrierten unter anderem gelesen, dass Walter Giller und Nadja Tiller, zwei prominente Schauspieler, planen, später mal in ein Luxus-Altenheim zu ziehen.

Ich fragte sie daraufhin: »Ist ein Altenheim was Gutes, ein guter Ort oder nicht so gut?« Sie antwortete, es sei was Gutes.
Nach der Bedeutung fragen kann man natürlich auch bei nonverbalen Mitteilungen. Wenn meine Mutter seufzte, fragte ich zum Beispiel: »Hast du's schwer?«, und fügte erklärend hinzu: »Ich meine, weil du so geseufzt hast.«
An einer solchen Stelle hätte ich ihr Seufzen auch noch nachahmen können, um noch verständlicher zu sein.
Welchen Unterschied die Frage nach Fakten zu einer nach der Bewertung macht, lässt sich an diesem Beispiel zeigen:
Als meine Mutter schon lange im Heim war, habe ich einen Camcorder gekauft. Um sie zu filmen, betrete ich ihr Zimmer mit eingeschaltetem Gerät. Der folgende Gesprächsverlauf ist daher etwas im Stil eines Interviews:
Meine Mutter sieht fern. Ich begrüße sie und frage: »Ist das interessant?«

»Interessant ist das schon.«

Im Fernsehen läuft eine Gerichtsserie. Jemand sagt, erst habe er keine Kinder gewollt, aber als das Kind da war, hätte er es dann doch lieb gehabt. Eine Minute später greift meine Mutter das auf, indem sie sagt: »Die haben keine Kinder gewollt.«

»Ach, die haben keine Kinder gewollt. Und: Hatten sie trotzdem welche?«

»Ja!«

»Hast du denn Kinder gewollt?«

»Ja!«

»Du schon, nicht?«

»Ich schon.«

Wir lachen.

»Hast du denn Kinder gehabt? Hast du Kinder gekriegt?«

Meine Mutter überlegt einige Sekunden, dann sagt sie froh: »Ja!«

Ich: »Wie viele denn? Eins oder mehrere?«

Sie guckt irritiert und sagt nichts mehr.

An dieser Stelle hatte ich mich wie gesagt durch die Interviewabsicht zu einem ausfragenden Gesprächsstil hinreißen lassen. Anstatt der Frage nach Tatsachen (wie viele Kinder?), die sie offensichtlich in Verlegenheit brachte, wäre es besser gewesen zu fragen: »Ist das gut, Kinder zu haben?«, oder: »Sind Kinder was Gutes?« Letzteres hätte meine Mutter beantworten können, ohne sich an etwas erinnern zu müssen.

Ein weiterer Bedeutungsaspekt einer Äußerung besteht darin, dass sie fast immer mit einem Bedürfnis verknüpft ist. Wir kennen das aus dem Alltagsleben: Wenn jemand sagt: »Es zieht!«, macht er gewöhnlich nicht nur eine Beobachtung, sondern sagt

indirekt, dass er möchte, dass das Fenster geschlossen wird. Bei Äußerungen von Dementen sind die Zusammenhänge allerdings oft verschlüsselter, so dass man ein paarmal raten und nachfragen oder Dinge probeweise anbieten muss.
Meine Mutter sagte zum Beispiel einmal, als wir im Essraum des Heimes saßen, am Himmel seien »graue Säcke«; sie bezog sich anscheinend auf die Wolken. Ich fragte nach, was denn in den Säcken drinnen sei, und sie sagte: »Mittagessen.« Ich habe daraufhin natürlich weitergefragt, ob sie Hunger habe, was sie bejahte.

Positives unterstützen

In ihren letzten beiden Lebensjahren kam es des Öfteren vor, dass meine Mutter einen Schluck Wasser längere Zeit im Mund behielt, bevor sie ihn runterschluckte. Dann sagte sie sichtlich stolz: »Ich habe es *jetzt erst* geschluckt.«
Ich habe dies so verstanden, dass sie wohl eher nicht an »demenzbedingten Schluckbeschwerden« litt (so etwas gibt es sicherlich auch), sondern dass sie in diesem Fall eher ein psychologisches Motiv für ihr Verhalten hatte. Meine Fantasie war, dass sie die damit verbundene Kontrolle genoss. Demenz bedeutet ja an sich schon einen Verlust an Kontrolle, und die Lebenssituation in einem Pflegeheim ist meistens leider auch in sehr vieler Hinsicht vorstrukturiert. Im übertragenen Sinn ist es wohl im Leben eines jeden Menschen wichtig, ob er etwas »schlucken« muss oder will und aus welchem Grund er es macht. Daher war ich froh, dass meine Mutter es genoss, selbst zu kontrollieren, wann sie das Getränk runterschluckte. Ich habe also bewundernd, in einem

Tonfall von »Das ist ja toll!« geantwortet: »Oh, du hast es jetzt erst geschluckt!« Damit wollte ich einen Wert würdigen, der nach meinem Verständnis von ihr an dieser Stelle ausgedrückt wurde: den Wert, dass es gut ist, selbst zu bestimmen, ob und wann man etwas im wörtlichen oder übertragenen Sinn schluckt.

Auch im folgenden Beispiel bestätige ich einen Wert:

Wir sahen uns an, was meine Mutter einige Tage zuvor (im Dezember 2004) geschrieben hatte. Unter anderem steht dort: »immer Lüge, Lüge, Lüge«.

Ich sagte zu ihr: »Ja, das ist nicht gut, lügen soll man ja nicht, nach Möglichkeit sollen alle immer die Wahrheit sagen.«

Darauf sagt sie (der sinnvollste Satz seit langem): »Ich gehe ja gleich schon ins Bett.«

Theoretisch hätte ich auch hier erst fragen können, ob Lügen gut oder nicht so gut ist. Hier bin ich ausnahmsweise einfach davon ausgegangen, die Antwort zu wissen.

Ich konnte mir vorstellen, dass meiner Mutter gelegentlich nicht gerade die ganze komplexe Wahrheit zugemutet wurde und dass sie irgendwie, vielleicht über ihr »emotionales Gedächtnis«, davon wusste.

Es ist sicherlich erstrebenswert, auch gegenüber einer dementen Person wahrheitsgemäße Erklärungen oder Begründungen zu verwenden. Wenn diese jedoch nicht akzeptiert werden, ist eine Notlüge manchmal das kleinere Übel, zum Beispiel: »Oma ist heute nicht zu Hause, sie besucht Tante Anneliese.« (vgl. BUIJSSEN 1994, S. 94). Auch ich habe zumindest im Sinn des Verschweigens von Sachverhalten oder durch Verwendung rhetorischer Tricks meiner Mutter gegenüber nicht immer die Wahrheit gesagt. Ich wollte in dem obigen Dialog jedoch auf ihrer Seite sein und ihren implizit angesprochenen Wert von Wahrhaftigkeit bekräftigen. Ihre Antwort darauf war immerhin ein wohlgeformter, sinnvoller Satz (»Ich gehe ja gleich schon ins Bett«), der auch einen gewissen Kontakt zur Realität ausdrückt, und ich vermute, dass meine Bestätigung des Wertes dazu beigetragen hat, dass dieser Satz kam.

Werte bestätigen kann man auch, wenn ein dementer Mensch sich zum Beispiel bestohlen fühlt, was ja oft vorkommt. Anstatt sich gegen den Dementen zu stellen und zu versuchen, ihm klarzumachen, dass er sich irrt – was wenig Aussicht auf Erfolg hat –, kann der Begleiter sagen: »Ja, das ist nicht schön, wenn man bestohlen wird. Menschen sollten sich nicht bestehlen.«

Sich auf die Seite des Dementen zu stellen, ist für beide Seiten viel angenehmer als eine Auseinandersetzung. Anschließend kann der Begleiter immer noch die eigene Realitätssicht äußern, dann mit etwas mehr Aussicht, dass diese akzeptiert wird.

Auch wenn meine Mutter »kommandierte«, freute ich mich oft über dieses Zeichen ihrer Lebendigkeit, insbesondere als Äußerungen von ihr seltener wurden. Ich habe es nicht nötig, aus einer Einstellung von »Das lasse ich mir nicht gefallen« zu reagieren. Natürlich war es manchmal nicht möglich, ihren Wünschen zu entsprechen, so dass wir eine andere Fortsetzung suchen mussten (s. S. 70ff.).

Ich habe auch ihre Versuche zu arbeiten gelobt. Wenn wir zum Beispiel im Heim am Waschbecken standen, um die Hände zu waschen, hat sie oft mit den Händen oder dem Handtuch auch das Waschbecken ausgeputzt. Wenn wir an Tischen vorbeikamen, hat sie häufig versucht, mit ihren bloßen Händen darüber zu wischen, die Tischdecke glatt zu streichen oder etwas zu ordnen.

Ich habe dazu gelesen, die demente Person wolle in der äußeren Welt eine Ordnung herstellen, die ihr in ihren Gedanken eben wegen der Demenz fehle. In eine ähnliche Richtung geht die Deutung des Wunsches nach geschlossenen Fenstern und Türen. Wenn die demente Person Sorge hat, dass es reinregnet, könne das mit der Angst der Person vor Inkontinenz zusammenhängen. Auch wenn derartige Deutungen zunächst nur Annahmen sind, können sie helfen, in den Verhaltensweisen der dementen Person positive, »lebensfördernde«, vorwärtsgerichtete Handlungen zu sehen und eher unterstützend und lobend zu reagieren.

Verhalten begleiten

Wenn meine Mutter nicht viel sprechen wollte, konnte ich auch auf ihr Verhalten reagieren: Ich konnte Körperbewegungen gewissermaßen spiegeln, etwa indem ich mich auf meinem Stuhl nach vorn beugte, wenn sie dies auf ihrem Stuhl machte. Dies ist eine Art »nonverbales Zurücksagen«, das ich aber nur gelegentlich anwendete, wenn es für mich gefühlsmäßig passte, als Regel wäre es mir künstlich vorgekommen.
Ebenso konnte ich in Worten beschreiben, was meine Mutter machte, wenn wir sonst kein Gespräch fanden oder wenn sie mir abgelenkt erschien. Ich habe also möglichst in einem Tonfall, der so etwas wie Verstehen, Akzeptieren oder Liebe ausdrücken sollte, gesagt: »Jetzt guckst du aus dem Fenster, was da draußen passiert. Und jetzt stehst du auf. Vielleicht bist du ein bisschen unruhig und möchtest dich ein bisschen bewegen?«
Wie ich später erfuhr, entspricht dieses Vorgehen Elementen von Garry Proutys »Prä-Therapie«, auf die noch ausführlicher

eingehen werde. Es hat aber auch Ähnlichkeit mit Kommunikationstechniken, wie sie von dem Begründer der prozessorientierten Psychologie, Arnold Mindell, bei Menschen in komatösen Zuständen empfohlen werden. Tom Richards und Stan Tomandl, zwei Schüler von Mindell, haben sie bei dem demenzkranken Vater von Stan Tomandl in komaähnlichen Phasen vor dessen Tod angewandt (vgl. Richards u. Tomandl 2006).

Man kann den Kontakt zu einer Person im Koma – oder komaähnlichen Zustand – aufnehmen, indem man sich zunächst selbst identifiziert, also sagt, wer man ist, und dann beschreibt, was man tun wird. Der Begleiter sagt also etwa sanft, nah am Ohr und möglichst im Rhythmus der Atmung: »Hallo, ich bin's, (Name). Ich werde gleich sanft meine Hand auf dein rechtes Handgelenk legen. Das ist jetzt meine Hand auf deinem Handgelenk. Du kannst spüren, wie ich ganz leicht dein Handgelenk drücke. So bin ich mit dir verbunden.«

Auch die weitere Kommunikation, etwa der Druck der Berührung, der eigene Atem oder der Sprechrhythmus, kann dem Atem des Kranken angepasst werden. Viele Personen im Koma reagieren nach einiger Zeit – etwa nach zwanzig Minuten – mit sehr subtilen Signalen. Das können etwa winzige Augen-, Mund-, Arm- oder Handbewegungen oder eine Änderung der Atemfrequenz sein.

Ein Begleiter kann dann die entstehenden Bewegungen verbal durch Benennen und lobendes Anerkennen oder nonverbal unterstützen. Arnold Mindell schreibt dazu: »Die Art und Weise, wie Sie auf die minimalen Zeichen eines Patienten reagieren, ist sehr wichtig für ihn. Ihre Antwort zeigt ihm nämlich, daß Sie mit ihm in Verbindung getreten sind. Er weiß jetzt, daß er Sie gefunden hat. Diese Antworten helfen ihm auch dabei, wahrzunehmen, was er gerade tut, und werden ihn dabei unterstützen, noch mehr zu ›sagen‹.« (Mindell 1989, S. 87)

Vorschläge von mir

Im Gegensatz zu den vorangegangenen »Methoden« knüpfen die folgenden Vorgehensweisen speziell an die besonderen Interessen meiner Mutter an, d. h., ich beschreibe hier einige Vorschläge von mir, die uns beiden gefielen. Eine gewisse Ausnahme davon ist lediglich die Vorgehensweise der Metakommunikation, die ich für leicht auf andere »Fälle« übertragbar halte. Ansonsten ist vermutlich nur die Grundidee verallgemeinerbar, für den Einzelfall passende Vorschläge zu suchen. Natürlich können Sie auch ausprobieren, ob meine konkreten Vorschläge an meine Mutter in Ihrem Fall passen.

Geeignete Fragen

Wenn ich meine Mutter im Heim besuchte, gab es einige »Standardfragen«, die ich fast jedes Mal stellte:
»Wie geht es dir?«
»Freust du dich, dass ich hier bin?«
»Hast du schon mit mir gerechnet, dass ich kommen würde?«
Die erste Frage liegt nahe, da es mich natürlich interessierte, wie es ihr an dem Tag oder – realistischer – in dem Moment ging, die anderen Fragen beziehen sich auf ihre Meinung zu meinem Besuch. Sie freute sich übrigens eigentlich immer darüber, oft sagte sie als Antwort: »Ganz tüchtig!«

Zu der Frage, wie es ihr geht, habe ich oft ein paar Alternativen angeboten, indem ich hinzugefügt habe: »Gut, schlecht oder mittel?« Das sollte meiner Mutter die Mühe ersparen, nach eigenen Worten zu suchen, wenn ihr Letzteres schwerfiel. Eine andere Variante der Frage ist: »Bist du zufrieden oder unzufrieden?«

»Freust du dich, dass ich hier bin?« hört sich vielleicht so an, als ob ich meine Mutter dazu bringen wollte, Positives zu sagen. Das trifft jedoch nicht zu. Wenn ich den Eindruck hatte, dass es eher der Fall sein könnte, habe ich auch Dinge gefragt wie:

»Gefällt es dir hier nicht so?«

»Hast du Kummer?«

Ein Beispiel dazu:

Als ich mich nach einem Besuch im Heim von meiner Mutter verabschiedete, wollte sie mich erst nicht weggehen lassen. Ich sagte: »Ich komme doch wieder, ich halte doch zu dir, wir müssen doch zusammenhalten ... Oder zweifelst du daran, dass ich immer zu dir halte?« Sie bejahte.

Ich bin der festen Überzeugung, dass es nicht hilfreich ist, Negatives unter den Teppich zu kehren, sondern dass Sorgen und Ängste eher schwinden, wenn sie mitgeteilt werden. Geteiltes Leid ist – wie das Sprichwort schon sagt – halbes Leid. Dazu gehört allerdings, dass es vom Zuhörer aufmerksam gehört, ernst genommen und verstanden wird.

Wenn meine Mutter sagte, es ginge ihr nicht gut, habe ich zwar oft gefragt, wieso dies so sei, eine solche weiterführende Frage konnte sie jedoch nur sehr selten beantworten. Warum-Fragen gelten generell als überfordernd für Demenzkranke. Da sie in den ersten Jahren eine Zeit lang gesagt hatte, dass ihr Nicht-Wohlfühlen häufig damit zu tun hatte, dass sie »im Kopf durcheinander«

sei oder sich »ganz kaputt« (im Sinne von »geschafft«) fühle oder dass sie »nicht mehr könne«, habe ich ihr später diese Begriffe angeboten: »Bist du denn heute im Kopf besonders durcheinander?«, »Liegt es daran, dass es dir nicht so gut geht?« Oft habe ich damit anscheinend den Nagel auf den Kopf getroffen und sie war sichtlich überrascht, dass ich so etwas erraten konnte.

In den letzten zwei Jahren ihres Lebens hat diese Vorgehensweise allerdings immer weniger funktioniert. Ich hatte jedoch den Eindruck, dass es ihr gefiel, ihre mit der Demenz zusammenhängenden Probleme mit dem Denken und der Wortfindung anzusprechen. Es hat sich übrigens herausgestellt, dass es oft mit einfachen Dingen zu tun hatte, wenn es ihr nicht so gut ging. Wenn sie also sagte, es gehe ihr nicht gut, aber nicht sagen konnte, warum, und wenn sie dann von mir oder einer Pflegerin zum Wechseln der Inkontinenzvorlage zur Toilette gebracht wurde oder sie nachträglich noch etwas vom Mittagessen bekam oder ähnliche Grundbedürfnisse erfüllt wurden, ging es ihr danach meistens auf Anfrage »gut« oder zumindest »etwas besser«.

Ich habe auch gelernt, nach der Gegenwart zu fragen und nicht nach der Vergangenheit – es sei denn nach der ganz frühen Vergangenheit, soweit ich davon ausgehen konnte, dass meine Mutter sich daran noch erinnerte. Die gewöhnlichen Konversationsfragen wie »Was hast du denn heute gemacht?«, »Wie war denn der Ausflug?« machen ja wenig Sinn, wenn das Kurzzeitgedächtnis höchstens noch ein paar Minuten zurückreicht. Ich konnte aber sehr viel zur Gegenwart fragen:

»Bist du zufrieden oder unzufrieden?«

»Bist du müde?«

»Ist dir kalt (warm etc.)?«

»Hast du Hunger?«
»Gefällt dir die Tischdecke (das Bild an der Wand, diese Blume, die Farbe dort etc.)?«
Eine andere Idee besteht darin, Themen wieder aufzugreifen, die in der letzten Zeit für meine Mutter anscheinend sehr wichtig waren. Nachdem meine Mutter zum Beispiel immer wieder von ihrer Mutter sprach, habe ich sie dann schon vor mir aus gefragt: »Hast du denn heute schon an Oma gedacht?«
Es gibt natürlich noch mehr einfache Fragen, zu deren Beantwortung die demente Person kein funktionierendes Gedächtnis braucht. Eine allgemein formulierte Frage wäre zum Beispiel: »Was meinst du, was macht einen Menschen glücklich?« Die Antwort darauf könnte dann wiederum weiteren Gesprächsstoff bieten. Da die Zuwendung zur frühen Vergangenheit ja ohnehin eines der zentralen Themen der Demenz ist, kann man auch nach der wichtigsten oder glücklichsten Zeit des Lebens fragen.
Man kann übrigens ruhig das gleiche Thema mehrmals innerhalb einer Besuchsstunde zur Sprache bringen. Wenn einem also gerade nichts einfällt, man aber doch etwas sagen möchte, kann man das aufgreifen oder sogar wiederholen, was ein paar Minuten vorher gesagt wurde.

Metakommunikation

Metakommunikation bedeutet Kommunikation über Kommunikation, etwa wenn ich frage: »War das passend, was ich da gemacht habe?« Die Idee dahinter ist, nicht primär einer Methode zu folgen, sondern primär der Person, und daher die Person zu der Methode und insbesondere zu einem Vorschlag zu fragen.

Ein Beispiel: Meine Mutter hatte (2001, im Heim) nach meinem Vater gefragt, und ich habe wahrheitsgemäß geantwortet, dass er schon seit einiger Zeit »im Himmel« sei. Darauf sagte sie leicht vorwurfsvoll: »Davon habt ihr mir aber nichts gesagt.«
Ich daraufhin: »Doch, das haben wir dir schon öfter gesagt, aber du vergisst es eben schnell wieder ... Aber vielleicht sollten wir es dir noch öfter sagen, damit du es besser behalten kannst.«
Ich gebe zu, dieser Dialog war soweit etwas konfrontativ, nicht ganz nach meinem Prinzip, ihr möglichst wenig zu widersprechen. Als meine Mutter an diesem Punkt aber nicht bestätigte, dass sie über den Tod meines Vaters informiert werden wollte – sie schwieg einfach –, hatte ich – finde ich – doch noch eine ganz gute Idee. Ich habe also gefragt: »Oder sollen wir so tun, als ob Papi noch leben würde?« Daraufhin antwortete sie sofort: »Ja, lass uns mal lieber so tun, als ob er noch lebt.«
Hier habe ich also von ihr erfahren, dass in diesem Moment eine Erklärung der realen Verhältnisse nicht willkommen war. Es gab aber auch Zeiten, wo sie ausdrücklich danach verlangte oder damit einverstanden war, und dann war ich natürlich genauso bereit, mich danach zu richten.
Im Übrigen müssen sich »Realitätsorientierung«, d.h. ein Erklären der tatsächlichen Verhältnisse aus der eigenen Sicht und ein Akzeptieren der Sicht des Dementen nicht unbedingt ausschließen. Ein Beispiel: Meine Mutter fragt nach den Kindern in unserem Haus. Ich antworte: »Soweit ich weiß, sind hier im Haus keine Kinder mehr. Aber ich verstehe, dass du meinst, hier im Haus sind noch kleine Kinder, um die du dich kümmern musst.« Auf diese Weise kann man verstehend reagieren, ohne das eigene Realitätsverständnis zu verleugnen.

Ein anderes Beispiel: Wenn ein Angehöriger sagt: »Ich möchte am liebsten sterben«, kann man antworten: »Ich möchte nicht, dass du schon stirbst, aber ich verstehe, dass du dich so fühlst, dass du am liebsten sterben möchtest.«

Noch ein schönes Beispiel für Metakommunikation:

Meine Mutter hatte bei meinem Besuch im Heim zunächst nicht viel und eher Unverständliches gesagt. Ich fühlte mich ihr jedoch gerade an diesem Nachmittag sehr nahe. Daher hatte ich die Idee, sie zu fragen: »Was meinst du: Verstehen wir uns gut? Meinst du, dass ich dich gut verstehe?« Sie antwortete prompt und mit Nachdruck: »Hundertprozentig!«

Man kann auch einleitend zu einer pflegerischen Maßnahme fragen: »Bist du damit einverstanden, dass ...?« (vgl. Buijssen 1994, S. 185), oder: »Wäre es dir recht, wenn ...?« ebd., S. 66). Marlis Pörtner hat zur Begründung derartiger Fragen in einem Interview sehr schön gesagt: »Gefragt werden, ob es recht sei, jetzt zur Toilette gebracht zu werden; eine Chance zu bekommen, selber den Mund aufzumachen, bevor einem der Löffel hineingesteckt wird; wählen können, ob der Rollstuhl am Fenster oder in der Ecke stehen soll, ob man lieber kräftiger oder sanfter gewaschen werden möchte – in diesen kleinen Dingen zeigt sich die Achtung vor der Menschenwürde, von der so viel die Rede ist. Mitbestimmen können, wenn es um etwas so Intimes wie den eigenen Körper geht, ist entscheidend, um sich als Person zu fühlen und nicht als Objekt, über das verfügt wird.« (Reinsch 2006, S. 7)

Wenn meine Mutter mit etwas nicht einverstanden war, das aber eigentlich wichtig war – zum Beispiel mit einem Reinigungsbad –, habe ich die Ablehnung nach Möglichkeit zunächst akzeptiert,

aber nach einiger Zeit noch einmal den gleichen Vorschlag gemacht. Oft war sie dann einverstanden. Man kann auch mit der Frage »Tust du mir einen Gefallen?« respektvoll um die Mitwirkung einer dementen Person bitten (vgl. BUIJSSEN 1994, S. 171).
Ich habe auch versucht, meine Mutter einzubeziehen, wenn in ihrer Gegenwart über sie geredet wurde. Nach Möglichkeit sollte man nicht über den Kopf des Dementen hinweg über ihn sprechen. Ich bin sicher, dass meine Mutter von solchen Gesprächen über sie etwas mitbekam: Als eine Verwandte bei einem Besuch im Heim (2004) mit anderen Besuchern über sie sprach, sagte meine Mutter nachher zu ihr: »Du sollst mich nicht immer schlechtmachen.« Dabei hatte die Verwandte es gut gemeint und erzählt, wie intelligent und sozial angepasst meine Mutter doch früher, vor ihrer Demenz, gewesen war. Meiner Mutter war aber anscheinend der indirekte Kommentar zu ihrer gegenwärtigen Verfassung nicht verborgen geblieben. Daher habe ich, wenn sich ein solches Gespräch mit Dritten in Anwesenheit meiner Mutter nicht gut vermeiden ließ, währenddessen gerne meinen Arm um ihre Schulter gelegt, als Geste, dass sie noch einbezogen war. Wenn möglich, habe ich später noch eine einfache Erklärung hinzugefügt, etwa: »Mama, wir haben gerade über dich gesagt, dass du ... Was meinst du denn dazu?«

Geschichten erzählen

Wenn ich meine Mutter im Heim besuchte, habe ich oft einfach etwas darüber erzählt, was ich seit dem letzten Besuch getan oder erlebt habe. Da wir uns fast täglich gesehen haben, waren es häufig recht banale Dinge, etwa, was ich eingekauft hatte, wo ich in der Zwischenzeit war und mit welchen Bekannten oder Verwandten ich gesprochen hatte. Oft habe ich auch von meiner eigenen Befindlichkeit mitgeteilt, zum Beispiel, wenn ich mich gerade über etwas ärgerte oder freute.

Was ihr auch immer viel Freude gemacht hat, war das Erzählen ihrer eigenen Lebensgeschichte, die wir daher recht häufig durchgegangen sind. Das ging dann etwa wie folgt:

»Mama, soll ich dir mal was erzählen? Ich kann dir ja mal dein Leben erzählen, was du mir davon früher erzählt hast, okay? Vielleicht musst du mir aber an manchen Stellen ein bisschen helfen, wenn ich was nicht weiß.«

An dieser Stelle guckt meine Mutter gewöhnlich freudig-erwartungsvoll oder sagt: »Ist gut.«

»Also erst mal, geboren bist du am ...? Wann bist du geboren?«

Manchmal weiß sie dann das ganze Datum: 1.1.1916. Wenn sie zögert, helfe ich etwas: »Am ersten ersten neunzehnhundertund ...? « Dann weiß sie meistens die Ergänzung »... sechzehn!« Sie ist dann meist sichtlich stolz, es zu wissen, und ich lobe sie natürlich auch: »Prima! «

Wenn sie das Jahr nicht weiß, sage ich: »1916, kann das sein?« Dann sagt sie gewöhnlich bestätigend »Ja«.

Das Prinzip ist: Ich möchte es ihr einfach machen und lasse die Lücke, die sie ergänzen soll, nur dann offen, wenn es recht wahrscheinlich ist, dass sie sie ergänzen kann, d.h., wenn sie bei unseren früheren Versuchen dieser Art meistens dazu in der Lage war. Kann sie die Lücke nicht füllen, tue ich so, als wüsste ich eigentlich auch nicht, was richtig ist, und bräuchte deshalb ihre

Bestätigung (»Kann das sein?«). Ich möchte nicht, dass sie sich dumm vorkommt, daher täusche ich selbst ein gewisses Maß an Unwissenheit vor, so dass es scheint, als ob sie mehr weiß und ihre Mithilfe wichtig ist.

Entsprechend geht es dann weiter: Wo ich annehme, dass meine Mutter nicht mehr alle Details weiß, etwa bei der Aufzählung der Namen ihrer sieben Geschwister, nenne ich sie.

Bei anderen Dingen, etwa bei Ortsnamen, die sie oft weiß, lasse ich sie diese versuchsweise vervollständigen, zum Beispiel: »Und dann bist du zur Schule gegangen in Langen...? Langen...? Langen...?« Der vollständige Ortsname ist Langenfelde, so dass sie (meist) jetzt dieses Wort sagt.

Ich achte darauf, dass es in der gesamten Erzählung nur ein- bis dreimal vorkommt, dass sie etwas gefragt wird und es nicht weiß. Wenn ich also am Anfang – etwa bei ihrem Geburtsdatum oder dem Ort ihrer Schule – merke, dass sie heute weniger weiß oder nicht so gerne mitmacht, erzähle ich den Rest der Geschichte eher ganz allein.

Ich erzähle ihre Lebensgeschichte wahrheitsgemäß mit allen mir wichtig erscheinenden Vorkommnissen, unter anderem ihren wichtigsten Beziehungen und Freundschaften, Arbeitsstellen und Urlaubsaufenthalten. Ich lasse nur einige tragische Vorkommnisse aus oder erwähne sie in abgemilderter Form. Da sie in ihrer Demenz häufig annimmt, dass ihre gefallenen Brüder und ihre Mutter noch leben, erwähne ich diese Todesfälle zum Beispiel nicht. Wenn ich den Tod meines Vaters erwähne, formuliere ich es so, dass er »schon im Himmel« sei. Dies ist sowieso das, woran meine Mutter im Zusammenhang mit dem Tod anderer Menschen glaubt.

Ich erwähne den Tod meines Vaters auch deshalb, um ihr am Schluss der Erzählung erklären zu können, wie es dazu kam, dass ich zunächst einige Jahre allein mit ihr zu Hause gelebt und ihr geholfen habe und sie dann »hierhin ins Heim« gezogen ist, wo ich sie nun täglich besuche. Die Geschichte endet also gewöhnlich damit, dass ich sage: »Und dann haben wir gesagt, wir wollen mal probieren, ob uns das besser gefällt, wenn du hier wohnst und von denen hier versorgt wirst und ich dich jeden Tag besuche. Und so kommt es, dass wir beide jetzt hier sitzen.«
Gewöhnlich guckt sie an dieser Stelle eher fröhlich. Wenn ich nachfrage: »Hast du das so verstanden, wie ich es erzählt habe«, kommt oft ein lautes, stolzes »Ja!«. Inwieweit sie es wirklich verstanden hat, weiß ich natürlich nicht.

Manchmal erkläre ich dann noch weiter: »Ob wir das so richtig entschieden haben, weiß ich nicht genau, aber wenn es uns gar nicht gefällt, können wir es ja wieder ändern. Das dauert zwar ein bisschen, es geht nicht von heute auf morgen, aber im Prinzip können wir es auch wieder ändern.«
Ich hatte das Gefühl, dass sie diese ganze Geschichte sehr gerne hörte.
Ich selbst hatte von mir aus auch ein gewisses Bedürfnis, ihr zu erklären, wie es zu ihrer Heimunterbringung gekommen war. Ich wollte ihr auch vermitteln, dass ich sie nicht im Stich ließ, dass ich zu ihr hielt. Es hat mich in meinen gelegentlichen Schuldgefühlen erleichtert, wenn sie diese Erzählung immer wieder gut fand oder zumindest gelassen aufnahm. Es kam aber auch vor, dass sie meine Frage, ob sie die Entscheidung für das Heim für einen Fehler halte, bejahte. Dann fand ich es aber immerhin gut, dass sie ihre Unzufriedenheit äußern konnte.

Ich denke, dass diese Art von Erzählung aus folgenden Gründen für meine Mutter interessant war: Zum einen ging es um ihre eigene Person, ich dachte, das müsste sie interessieren. Vielleicht hat es ihr auch ansatzweise ein Gefühl von biografischer Identität ermöglicht, das sie selbst vermutlich nicht mehr dadurch herstellen konnte, indem sie eigenständig über ihr Leben nachdachte. Zum anderen war etwas Mitwirkung von ihr darin enthalten, indirekt sogar etwas »Gedächtnistraining«. Gedächtnistraining, das nichts mit ihren konkreten Interessen zu tun hatte, hat ihr übrigens nie viel Spaß gemacht, daher habe ich so etwas selten versucht.

Das Erzählen ihrer Lebensgeschichte ließ sich oft – bei Bedarf täglich – wiederholen: Die Grenze zur Langeweile lag aus naheliegenden Gründen hier eher beim Erzähler als bei der Zuhörerin.

Jemand hat mich im Nachhinein darauf aufmerksam gemacht, dass ich doch mehr von den Vorlieben meiner Mutter in die Erzählung ihres Lebens hätte aufnehmen können, zum Beispiel: »Und du hast, glaube ich, immer schöne Kleider gemocht, stimmt das?« Ich halte dies für einen guten Verbesserungsvorschlag.

Eine andere Variante des Lebensrückblicks bestand darin, gemeinsam ein Fotoalbum zu betrachten, das ich eigens dafür angefertigt hatte. Ich habe dann gelegentlich gefragt, ob sie wisse, wer die dargestellten Personen seien, aber nur soweit sich herausstellte, dass ihr die Antworten leicht fielen und Spaß machten. Ansonsten habe ich die Namen und Ereignisse benannt.

Alternativ kann man die Fotos auch mit einfachen und gut leserlichen Bildunterschriften und Begleittexten versehen. Die Bildunterschriften sollten jeweils in einem kurzen Satz beschreiben, was oder wer in welcher Situation auf dem Bild dargestellt ist, die Begleittexte können etwas ausführlichere biografische Informationen enthalten. So könnte etwa unter einem frühen Kindheitsfoto meiner Mutter stehen: »Ich wurde am 1.1.1916 in T. geboren«, und unter einem Foto der Eltern: »Meine Eltern waren Heinrich und Auguste K. Mein Vater hatte einen Laden für Kolonialwaren.« Entsprechend lässt sich mit weiteren Lebensstationen und Personen verfahren.

Manche Verwandte und Bekannte, die eine gewisse Scheu vor dem Kontakt mit einer dementen Person haben, weil sie nicht recht wissen, über was sie reden können, sind eher zu einem Besuch bereit, wenn sie wissen, dass ein derartiges Fotoalbum als möglicher Gesprächsstoff existiert.

Man kann auch Fotos von wichtigen Menschen und Orten auf eine Art Poster kleben und mit erklärenden Unterschriften (»Mein Sohn Stefan« etc.) versehen. Eine andere Idee besteht darin, ein »Dies-ist-dein-Leben-Video« anzufertigen (vgl. auch Powell 2005).

Es gibt auch ein Frage-und-Antwort-Spiel namens »Vertellekes«, das ausdrücklich für ältere Menschen gedacht ist (Fiedler u. Hohlmann 2006). »Vertellen« bedeutet auf Plattdeutsch »erzählen«. Das Spiel soll »Anstöße geben zum Erinnern, Nachdenken, Schmunzeln und Singen«.

Wenn ich meiner Mutter etwas erzählt habe, habe ich versucht, mich möglichst leicht verständlich auszudrücken. Da Computer zum Beispiel ja »erst« seit wenigen Jahrzehnten in allgemeinem Gebrauch sind, habe ich, wenn ich etwas über meinen Computer gesagt habe, hinzugefügt, ein Computer sei so etwas wie eine Schreibmaschine bzw. in anderen Zusammenhängen: so etwas wie ein Fernseher. Anstatt Camcorder habe ich Kamera oder Fotoapparat gesagt, und Euro und Cent blieben Mark und Pfennig. Wenn ich etwas Gedächtnistraining vorschlagen wollte, habe ich gefragt: »Sollen wir den Kopf noch üben?« Kurze und einfache Sätze sind in der Regel angemessener als verschachtelte und lange Erklärungen. Langsames, ruhiges Sprechen – und Handeln – ist besser als schnelles oder hastiges.

Oft habe ich meiner Mutter gegenüber Äußerungen gemacht, die unsere Beziehung bekräftigen sollten, etwa: »Wir halten zusammen«, oder: »Ich kümmere mich darum, dass das besser wird«. Wenn ich meinen Besuch im Heim beendete, habe ich oft gesagt: »Bis morgen oder vielleicht bis später.« Meine Mutter antwortete dann meistens: »Bis später!«, in einem Tonfall, dem ich entnahm, dass ihr später lieber war als morgen. Ich wusste zwar, das es unwahrscheinlich war, dass ich am gleichen Tag noch einmal wiederkommen würde, aber ich wollte ihr so den Abschied etwas leichter machen und auch mit der Vorstellung kooperieren, die sie häufig zu haben schien, dass das Heim unser Haus war und ich entweder auch dort oder doch in unmittelbarer Nähe wohnte.

Nonverbale Vorschläge

Oft ist für demente Menschen nonverbales Zeigen von Handlungen besser als verbales Bitten: Wenn es etwa um die Körperpflege geht, kann man die entsprechenden Bewegungen des Zähneputzens oder Abtrocknens daher zusätzlich zu den anleitenden Worten vormachen. Man sagt also etwa: »Mach mal den Mund auf« (»… damit ich deine Zahnprothese herausnehmen und reinigen kann«), oder sogar noch einfacher: »Mach mal so«, und macht dann selbst den eigenen Mund auf. Der demente Mensch braucht dann lediglich zu imitieren.

Manchmal habe ich meiner Mutter auch das Essen »gereicht« (= sie gefüttert): Obwohl sie – körperlich gesehen – sehr wohl selbstständig essen konnte, schien sie die damit verbundene Fürsorge zu genießen. Insbesondere in ihrer kurzen depressiven Phase verweigerte sie weitgehend selbstständiges Essen, nahm aber gereichtes Essen gerne an, und ich gehe davon aus, dass sich unter anderem auch dadurch ihre Stimmung wieder aufhellte. Ich denke, dass Gefüttertwerden für meine Mutter vielleicht so etwas bedeutete wie »Ich bin den anderen nicht egal, sie wollen mich am Leben erhalten, ich werde verwöhnt, ich werde aufgefangen und unterstützt«.

Die Einstellung zum Gefüttertwerden kann natürlich bei anderen Personen oder zu einer anderen Zeit ganz anders sein. Vicky de Klerk-Rubin (2006, S. 84) erklärt in einem anderen Zusammenhang anhand des Beispiels einer dementen Frau: »Diese Mutter möchte sich nützlich fühlen, möchte ihre Kinder versorgen. Wenn sie selbst wie ein Kind behandelt wird, kann sie dieses Bedürfnis nicht erfüllen.«

Wenn meine Mutter kalte Füße hatte, habe ich ihr gelegentlich eine Wärmflasche gemacht. Dadurch blühte sie manchmal innerhalb weniger Minuten regelrecht auf, wurde zum Beispiel gesprächig, wenn sie vorher fast nur geschwiegen hatte. Warme Füße sind ja ohnehin nicht isolierte Phänomene: So ist aus der Atemarbeit nach Ilse Middendorf (1991) bekannt, dass mit einer Stimulation der Füße oder der Aufmerksamkeit auf diese Körperzone eine verstärkte Bauchatmung und damit verbunden spezifische Stimmungsänderungen einhergehen.

Die Wärmflasche war dann natürlich auch eine Gelegenheit zu fragen, ob meine Mutter schon spürt, wie die Füße wärmer werden, und ob das gut ist oder nicht.
Auch kurze Nackenmuskelmassagen taten ihr anscheinend gut und boten wiederum Anlass zu entsprechenden Fragen, ob sie etwas fühlt und ob es ihr gefällt.
Die Wahrnehmung von Körperempfindungen war bei ihr ansonsten eher ein vernachlässigter Sinn, im Gegensatz zu Sehen und Hören. Gerüche nahm meine Mutter schon seit langer Zeit gar nicht mehr wahr.
Eine sehr wichtige Form des Kontakts war einfach Händchenhalten, manchmal während wir miteinander sprachen, oft aber auch, wenn wir still beieinandersaßen. Wenn wir nebeneinandersaßen, habe ich oft meinen Arm um ihre Schultern gelegt.
Im letzten Lebensjahr meiner Mutter entwickelte sich eine Art nonverbales Kontaktritual, das wir bis dahin nicht in unserem Repertoire gehabt hatten: Wenn wir uns im Gespräch nahe gegenübersaßen, sie sich im Sessel aufrichtete und ich dies spiegelnd auch tat, haben wir manchmal die Bewegung fortgesetzt und uns ganz kurz Stirn an Stirn leicht berührt. Dies passierte oft quasi automatisch, als ob wir beide im gleichen Moment die gleiche Idee hatten.

Angenehme Beschäftigungen

Leider habe ich lange Zeit die Bedeutung von praktischer Arbeit, insbesondere von Hausarbeit, für meine Mutter unterschätzt. Gerade in der Zeit der häuslichen Pflege, als sie aufgrund der Umgebung noch viel Gelegenheit hatte, im Haushalt und im

Garten zu arbeiten, habe ich sie zwar machen lassen, wenn es ungefährlich war, mir war aber die Freude, die diese Arbeiten ihr machten, nicht so bewusst. Erst als im Heim eine Gemüseschälgruppe eingerichtet wurde, wurde mir dies deutlicher. Meine Mutter kannte die Arbeitsabläufe beim Kartoffelschälen, Apfelschälen, Obst- und Gemüsezerkleinern immer noch aus dem Effeff, obwohl sie sie jahrelang nicht mehr ausgeführt hatte, und sie war sichtlich stolz und froh bei diesen Tätigkeiten.

In der Zeit der häuslichen Pflege habe ich meine Mutter vor den Mahlzeiten oft daran erinnert, ein Tischgebet zu sprechen: Ich wusste, dass sie das immer sehr gerne gemacht hatte. Sie konnte es auch noch gut, mit viel Gefühl.

Ein spezielles Interesse meiner Mutter galt auch Kirchenliedern. Sie hat ihr Leben lang Musik gemocht und hatte die Gewohnheit, bei vielen alltäglichen Anlässen, etwa bei der Hausarbeit oder beim Busfahren, Melodien vor sich hin zu summen. Im Pflegeheim las sie, auch wenn niemand dabei war, manchmal aus eigenem Antrieb im Gesangbuch. Ich fand es sehr erstaunlich, dass sie noch sehr viele Texte auswendig aufsagen konnte. Daher las ich ihr häufig aus dem Gesangbuch vor – meist aber nur die erste Zeile bekannter Lieder, den Rest der Strophe ergänzte sie dann aus dem Kopf. Dann freuten wir uns beide darüber, was sie noch alles wusste.

Später, als sie offensichtlich damit überfordert war, ganze Strophen aufzusagen, sagte ich die erste Zeile vor, manchmal auch das erste Wort der zweiten Zeile, und sie vervollständigte die zweite Zeile. Dann sagte ich die dritte Zeile, und sie wiederum die vierte. Zum Beispiel:

Ich: » Großer Gott, wir loben Dich, Herr ...?«

Die Antwort meiner Mutter kam oft erst nach vielen Sekunden: »... wir preisen Deine Stärke.«

Ich: »Vor Dir neigt die Erde sich und ...?«

Meine Mutter: »... bewundert Deine Werke.«

Ich: »Prima! Ganz toll!«

Manchmal hörten wir auch Kirchenlieder von einer Schallplatte oder Kassette. Das Heim hatte einen Andachtsraum mit einer elektronischen Orgel und mit der freundlichen Erlaubnis des Heimleiters konnte ich meiner Mutter dort ab und zu etwas vorspielen. Selbst gesungen hat sie in den letzten Lebensjahren nicht mehr.

Meine Mutter hat sich auch gerne etwas von mir vorlesen lassen.

Eine wichtige Lektüre in den letzten Jahren der Demenz war dabei der »Struwwelpeter«. Diesem Buch, das der Psychiater Heinrich Hoffmann ursprünglich für seine eigenen Kinder gedichtet und gezeichnet hat, wird manchmal vorgeworfen, es sei grausam. Der einzige Zweck der Geschichten sei, Kindern drastische Konsequenzen für Fehlverhalten vor Augen zu führen, damit sie ihren Eltern gehorchen. Ich persönlich finde es ein überaus originelles, kunstvolles, entgegen dem ersten Anschein irgendwie auch anarchisches und tiefgründiges Buch.

Und was fand meine Mutter? Natürlich habe ich auch hier meine Mutter gefragt, ob sie die Geschichten gerne hören wolle oder nicht. Es kam schon vor, dass sie das Buch nicht interessierte. Wenn ich ihr aber eine Geschichte vorlas und wir uns gemeinsam die Zeichnungen ansahen, und wenn ich dann fragte: »Gute Geschichte?«, antwortete sie meistens mit Nachdruck: »Gute Geschichte!« Wenn ich dann weiter fragte: »War aber ziemlich grausam, die Geschichte. Ist nicht schlimm?«, antwortete sie jedes Mal: »Ist nicht schlimm!«

Meine Mutter hat auch sehr gerne in Illustrierten geblättert und gelesen und gelegentlich ferngesehen. Sie war dabei, was den Inhalt der Sendungen anging, nicht besonders wählerisch. Da Demenzkranke nicht jede Fernsehsendung gut verfolgen können, habe ich in der Literatur den nützlichen Hinweis gefunden, Filme, die zu den Interessen und dem Aufnahmevermögen der dementen Person passen, also zum Beispiel Musiksendungen, biblische Geschichten, Tierfilme, Filme mit Lieblingsschauspielern oder Landschaftsaufnahmen, auf Video aufzunehmen oder zu beschaffen und – ruhig auch wiederholt – zu präsentieren (vgl. Powell 2005, S. 64).

Meine Mutter hat nicht gerne gemalt. Es gibt aber natürlich Demenzkranke, die gerne malen, und ihre Bilder werden oft als berührend und Staunen erweckend erlebt. Das war jedenfalls das Ergebnis der Kunstausstellung DEMENZ ART 2006 in Berlin (vgl. Ganß u.a. 2006, S. 54ff.). Kommentatoren dieser Ausstellung betonten den Aspekt, dass demente Menschen durch ihre Werke durchaus der Welt etwas geben können, und viele dieser Menschen freuen sich ja darüber, wenn sie nützlich sein können.

Vermutlich ist der Vorschlag, ein bestimmtes Thema in einem Bild darzustellen, für die meisten Dementen eher überfordernd. In Fällen, wo dies nicht so ist, kann man der Person sogar vorschlagen, zu malen, wie sie sich selbst sieht oder fühlt. Ein so entstandenes Bild kann wiederum helfen, den dementen Menschen besser zu verstehen. Tom Richards präsentiert auf seiner Website (www.tomrichards.com/alzheimers.htm, Stand 20.03.07) die Zeichnung einer alzheimerkranken Frau im Frühstadium, die sich wie

»Casper, der freundliche Geist« als herumschwebendes Wesen darstellt.

Man kann auch mit der anderen Person zusammen ein Bild malen, wobei jeder einen Teil – gleichzeitig oder abwechselnd – hinzufügt. Dies wäre dann ein Rahmen, in dem sich die demente Person nicht unterlegen, sondern gleichberechtigt fühlen kann.

Ich habe nach diesem Prinzip manchmal mit meiner Mutter zusammen etwas geschrieben. Meine Mutter hatte eine Nichte namens Annette, mit der sie sich immer sehr gut verstand. Sie lebt in Florida, kam aber oft zu Besuch nach Deutschland. Daher habe ich immer mal wieder angeregt, Annette einen Brief oder eine Karte zu schicken, und meine Mutter gefragt, was sie denn schreiben möchte. Es war allerdings überwiegend so, dass ich das Schreiben übernehmen sollte – auch wenn meine Mutter technisch gesehen bis zum Schluss schreiben konnte – und dass ich auch einige Sätze vorschlug, die sie dann weiterführte oder ergänzte.

So kamen zum Beispiel folgende kurze Texte zustande, in denen die Beiträge meiner Mutter kursiv gesetzt sind:

Liebe Annette! Ich sitze hier mit Mama, *und wir kommen da gar nicht über, dass ihr uns so schnell verlassen wollt.* Auf Mamas Schrank steht ein Bild von Dir und von Oma.

Liebe Annette!

Annette, es geht mir nicht gut. Das Wetter ist ein bisschen schlecht, sonst geht es mir gut. Annette, ist bei Dir der Kirschbaum hoch?

Liebe Annette, *ich schreibe Dir jetzt persönlich. Ich will Dir schreiben, dass ich was gebrauchen kann. Ich danke Dir für Deine Karte.*

Liebe Annette, *vielen Dank für Deinen lieben Brief.* Mama geht es im Moment *nicht so gut*, weil sie *oben noch saubermachen muss*.

Gelegentlich haben wir auch einfach so etwas geschrieben. Ich war natürlich immer neugierig, inwieweit sie noch selbstständig schreiben konnte und wie das Ergebnis dann vom Schriftbild und vom Inhalt her aussehen würde.

Ihre eigenen Schreibversuche bestanden überwiegend aus Namen: ihrem Namen, meinem Namen, Namen von engen Verwandten und Freundinnen, manchmal mit Anreden (»liebe liebe liebe Anneliese«), manchmal stand dabei »lieber Dank«, »besten Dank«. Selten schrieb sie Bezeichnungen irgendwelcher Dinge auf: »Bilderbuch«, »Schule«, »Brotkasten«. Es kamen aber auch möglicherweise tiefsinnigere Äußerungen vor, etwa in ihrem letzten Lebensjahr die Worte »immer Lüge, Lüge, Lüge, Lügen«.

In der Zeit im Heim machte ich mit meiner Mutter oft einen kurzen Spaziergang zu einer Parkbank im großen Garten des Altenheims oder wir fuhren mit dem Auto zu einem Stadtpark. Dort gab es eine Blumenbeetanlage mit frischen und – wichtig für meine Mutter – sehr ordentlich gepflanzten Blumen.

Andere Aktivitäten, die man ausprobieren kann, sind zum Beispiel: sich mit einem Haustier beschäftigen, mit einem Stofftier spielen, Handarbeiten, Gesellschaftsspiele, Wäsche zusammenlegen, Münzen sortieren, zusammen einen Einkaufsbummel machen. Wichtig bei allen Aktivitäten ist, dass sie die demente Person nicht unter- und insbesondere nicht überfordern.

Methodische Quellen

Im vorangegangenen Kapitel habe ich »meine Methoden« dargestellt. Einige davon basieren auf eigenen Ideen, die meisten habe ich jedoch aus existierenden psychologischen Ansätzen übernommen oder abgeleitet. Im Folgenden möchte ich vier maßgebliche methodische und theoretische Quellen vorstellen, aus denen ich dabei geschöpft habe. Diese Ausführungen sollen helfen, den Sinn einiger der dargestellten Vorgehensweisen besser zu verstehen; zum Teil enthalten sie auch noch zusätzliche methodische Anregungen.

Personzentriertes Begleiten

Der Begriff »Personzentriertes Begleiten« bezieht sich zunächst vor allem auf den von Carl Rogers entwickelten Ansatz, der in verschiedenen Versionen auch unter Begriffen wie »klientenzentrierte Gesprächsführung«, »personzentrierte Therapie« oder »Gesprächspsychotherapie« gehandelt wird. Im weitesten Sinn sind auch die anderen Methoden, die im Folgenden vorgestellt werden, also Focusing, Prä-Therapie und Validation, personzentriert, und auch Tom Kitwood (2000) benutzt das Wort für sein Konzept zur Pflege bei Demenz.

Der Zusammenhang zwischen Rogers' Ansatz und Focusing ist dabei besonders eng: Der Begründer von Focusing, Eugene Gendlin, war ein Schüler und Mitarbeiter von Carl Rogers. Ich selbst habe trotz einer zeitlich recht umfangreichen Ausbildung in klientenzentrierter Gesprächsführung Rogers' Methode erst richtig verstanden, als ich später Focusing kennen lernte. Ich möchte die Methode daher im Folgenden auch teilweise auf dieser Basis erklären.

Carl Rogers hat eine Form der psychologischen Hilfe entwickelt, bei der der Helfer dem Ratsuchenden keine Ratschläge gibt, sondern ihn vielmehr bei seinem eigenen Prozess des – etwas ungenau gesagt – »Überlegens« begleitet. Er tut dies, indem er mit einer bestimmten Einstellung auf eine bestimmte Weise zuhört, sich einfühlt und zu verstehen versucht, was der Klient sagt. Dazu gehört auch, dass der Begleiter herauszuhören versucht, was der Klient »zwischen den Zeilen« meinen könnte, wie es ihm in Beziehung zu dem, wovon er spricht, geht, worauf er »hinauswill«. Er wird dieses mutmaßliche Verständnis dann auf eine fragende Weise dem Klienten zurücksagen, so dass dieser es überprüfen, korrigieren oder einen Schritt weiter gehen kann. Der Klient bleibt also immer der Experte für sein eigenes Erleben und auch Herr über gegebenenfalls zu treffende Entscheidungen.

Da der Begleiter kein inhaltlicher Experte sein muss und eine im Prinzip einfache und leicht erlernbare, eher mitmenschliche Rolle innehat, kann diese Art und Weise, mit anderen Menschen umzugehen, grundsätzlich auch von Laien genutzt werden. Im

Rahmen des Focusing-Ansatzes wird ausdrücklich dazu eingeladen; Gendlin nennt es »die Politik, die Therapie wegzugeben« (GENDLIN 1981). Beim sogenannten partnerschaftlichen Focusing treffen sich zwei Menschen, um sich etwa beim Umgang mit Problemen oder bei der Suche nach kreativen Lösungen gegenseitig zu helfen, wobei der Begleiter überwiegend zuhört und zurücksagt. Eine Anwendung personzentrierter Vorgehensweisen bei der Pflege Angehöriger wäre natürlich ebenfalls eine Version der Laienhilfe.

Die eigentlich erstaunliche Tatsache, dass Menschen aus sich selbst heraus Lösungen für ihre Probleme entwickeln können, lässt sich damit erklären, dass Menschen – wie andere Lebewesen auch – die Fähigkeit haben, sich an veränderte und bis zu einem gewissen Grad sogar widrige Lebensumstände aktiv und kreativ anzupassen. Ein Mensch ist eine ganz andere Art von System als eine Maschine, bei der man zur Reparatur von außen eingreifen muss. Carl Rogers sprach von einer selbstorganisierenden, selbstheilenden organismischen Tendenz, die er »Selbstaktualisierungstendenz« nannte.

Es braucht allerdings häufig eine Art Rahmen oder hilfreiche Bedingungen, damit unsere Fähigkeit, uns aus uns selbst heraus zu entwickeln, zum Tragen kommen kann.

Oft brauchen wir bei dem, was wir tun, eine bestimmte Art von Feedback. Wenn wir zum Beispiel mit jemandem sprechen und der Gesprächspartner fortlaufend durch Stirnrunzeln sein Unverständnis oder Missfallen ausdrückt, hindert dies wahrscheinlich die meisten von uns am Weiterreden, während Signale wie Kopfnicken an den richtigen Stellen beim Reden helfen. Professionelle Interviewer wissen dies sehr gut und nutzen diesen Effekt.

Beim personzentrierten Begleiten geht es natürlich nicht um ein mechanisches Feedback, sondern um eine echte Anteilnahme aus einer akzeptierenden und wertschätzenden Grundhaltung.
Eine Spinne baut ihr Netz und danach geht ihr Leben auf der Grundlage des gebauten Netzes weiter. Zerstört man das Netz, muss die Spinne es neu aufbauen. Viele Lebensprozesse geschehen nach dem gleichen Muster, auch Erkenntnisprozesse von Menschen. Wenn ich etwas sage, und jemand versteht mich ganz genau, fühlt sich das an wie eine neue Grundlage, von der aus ich weiterdenken kann. Ich fühle mich erleichtert, kann tiefer gehen, mir fällt Neues ein. Versteht mich der andere nicht oder falsch, muss ich meine Botschaft mit ähnlichen oder anderen Worten wiederholen.

Eine Umwelt, insbesondere eine soziale Umgebung, die uns zeigt, dass wir verstanden werden, hilft uns, in unserem Selbstausdruck fortzufahren und uns weiterzuentwickeln. Gerade demenzkranke Menschen erfahren jedoch oft das Gegenteil. Sie hören nach fast jeder Äußerung, dass sie etwas Falsches, Unpassendes oder Unverständliches gesagt haben. Diese Art von Rückmeldung macht jedoch eher verrückt. Das Erleben und das Verhalten werden noch bizarrer, der Betroffene sagt immer weniger Verständliches und irgendwann gar nichts mehr.

Focusing

Ich habe oben geschrieben, dass ein personzentrierter Begleiter zu verstehen versucht, was der Klient »zwischen den Zeilen« meinen könnte, worauf er hinauswill. Der Begleiter wird das, was er verstanden hat, der anderen Person auf eine fragende Weise zurücksagen, damit sie erfährt, dass der Begleiter sie verstehen möchte, aber auch, damit sie überprüft, ob der Begleiter richtig und vollständig verstanden hat. Im Idealfall sollte der Klient sozusagen in sich gehen und dort nachforschen, ob das Zurückgesagte genau das ist, was er meint. Dieses Element des Nachforschens nach dem, was man eigentlich meint oder möchte, wird von Gendlins Focusing-Ansatz besonders thematisiert. Focusing beinhaltet dabei immer auch die oben skizzierte personzentrierte akzeptierende und dem Klienten folgende Grundhaltung.

Wie nun findet eine Person heraus, was sie wirklich meint oder möchte? Wir haben dazu zwar auch Gedanken, aber der letzte Prüfstein auch für diese Gedanken ist eine Art mehr oder weniger subtiles körperliches Gefühl. Auf einer einfachen Ebene fühlen wir zum Beispiel in Form von Hunger, dass wir essen möchten, oder in Form von Müdigkeit, dass wir uns ausruhen oder schlafen müssen. Aber auch der Inhalt eines Gedanken kann sich »stimmig« oder »abwegig« anfühlen. Wir können zu jeder Situation ein ganz spezielles Gefühl haben oder entwickeln, in dem irgendwie die Bedeutung der Situation enthalten zu sein scheint. Der Kern von Focusing ist die Bezugnahme auf ein solches Gefühl, das Gendlin einen »felt sense« nennt, d. h, so etwas wie »gefühlter Sinn« oder »körperlich gefühlte Bedeutung«.

Ein solches Gefühl ist etwas anderes als eine Emotion. Emotionen wie Ärger, Angst, Euphorie oder Trauer drücken nur Teilaspekte einer Situation aus, während ein felt sense sich auf die Situation als Ganzes bezieht, mit allem, was dazugehört.

Eine kleine Übung kann vielleicht zeigen, welche besondere Qualität körperlich gefühlte Bedeutungen im Unterschied zu Emotionen haben: Denken Sie an zwei unterschiedliche, aber eher angenehme

Orte, zum Beispiel zwei Urlaubsorte, die Sie gut kennen. Stellen Sie sich nun nacheinander vor, Sie wären dort. Achten Sie darauf, welche körperliche Befindlichkeit mit den jeweiligen Orten verbunden ist. Irgendetwas ist anders, wenn Sie sich vorstellen, an Ort A zu sein, verglichen mit der Vorstellung, an Ort B zu sein. Die unterschiedlichen Gefühle »enthalten« die unterschiedlichen Bedeutungen der beiden Orte. Anstelle von zwei Orten können Sie dieses Experiment auch mit zwei verschiedenen Musikstücken machen oder mit zwei verschiedenen Tätigkeiten, die Sie mögen. Diese Vorgehensweise, zu zwei Alternativen nach den damit verbundenen Gefühlen zu fragen, lässt sich zum Beispiel zur Entscheidungsfindung nutzen.

Zur Lösung eines Problems würde man dementsprechend nach dem Gefühl zu der schwierigen Situation, zu allem, was damit zusammenhängt, fragen. Bei einem eher unangenehmen Thema wie einem Problem ist es allerdings ratsam, sich die Situation vielleicht in einer gewissen Distanz vorzustellen, damit man von dem Erleben nicht überwältigt wird, aber dennoch die Qualität der Situation, »wie das alles für mich ist«, wahrnehmen kann.

Generell sollte sich Focusing durchgehend angenehm anfühlen. Man kann sich die Distanz etwa räumlich vorstellen, in der Art: Ich bin hier und das Problem ist dort, einen Schritt, einen Kilometer oder ein Lichtjahr entfernt. Es ist weit genug weg, dass es mich nicht erdrückt, dass ich Luft zum Atmen habe, aber es ist nah genug, dass ich seine Qualität, seinen »Geschmack«, als felt sense fühlen kann.

Diesem felt sense einfach nur freundliche Gesellschaft zu leisten, ist in gewissem Sinn schon Focusing. Zusätzlich können mir Worte, Bilder oder Gesten einfallen, und ich kann diese mit dem felt sense vergleichen, ob sie zu ihm passen oder ob andere Formulierungen besser sind. Passt ein Wort oder ein Bild, so empfinde ich einen sogenannten »felt shift«, d. h., ich fühle eine Erleichterung, ein Aha-Erlebnis, oft verbunden mit einem entsprechenden tiefen Atemzug. Dabei verändert sich der ursprüngliche felt sense. Er verändert sich nach dem gleichen Prinzip, nach dem Hunger sich verändert, wenn ich etwas esse.

An dem Beispiel Hunger lässt sich noch mehr verdeutlichen: Er verändert sich, wie gesagt, wenn ich ihm folge und etwas esse, in Richtung Sattheit. Diese Veränderung zeigt mir an, dass es sich wirklich um Hunger gehandelt hat. Es kann aber sein, dass jemand ein körperliches Unbehagen fühlt und dieses fälschlicherweise für Hunger hält. Er isst und isst und fühlt sich dennoch nie richtig satt und zufrieden. In diesem Fall könnte es ihm helfen, das gefühlte Unbehagen zum Gegenstand von Focusing zu machen, ihm eine Weile freundliche Gesellschaft zu leisten und auf Einfälle zu warten. Vielleicht kommen dann die Worte »innere Leere« oder »unausgefüllt« mit einem Gefühl, dass diese Worte zu dem Unbehagen passen, dass sie stimmig sind. Danach entsteht vielleicht der Satz »Es ist Sehnsucht nach Liebe«. Leistet die Person dann der Sehnsucht freundliche Gesellschaft, entsteht möglicherweise überraschend ein Gefühl, selbst von Liebe erfüllt zu sein. Dies wäre dann ein kompletter Focusing-Prozess, bei dem sich das anfängliche Unbehagen schrittweise verändert hat: Zunächst hat es sich präzisiert, ist dadurch etwas greifbarer geworden, danach hat es sich in ein verständliches menschliches Bedürfnis verwandelt (Sehnsucht) und schließlich in eine Art von Erfüllung.

Genauso wie mein Hunger beinhaltet, was ich als Nächstes tun sollte, nämlich – im Fall von physischem Hunger – etwas essen, beinhaltet jeder felt sense nicht nur faktisch, welche Bedeutung eine Situation für mich hat, sondern gleichzeitig, indirekt, »implizit«, was als Nächstes kommen sollte, damit das Leben gut weitergehen kann. Wenn ich sehe, dass ein Bild an einer Wand schief hängt, weiß ich nicht nur faktisch, dass es schief hängt, sondern indirekt auch, in welche Richtung ich es anstoßen muss, damit es gerade hängt. Der felt sense zu einem Problem beinhaltet daher implizit immer auch dessen Lösung, und zwar eine ganz genaue, zu dem Menschen und der gegebenen Situation passende Lösung. Wie bei dem schief hängenden Bild beinhaltet der felt sense zu dem Problem, »in welche Richtung ich etwas bewegen muss«, damit das Problem gelöst wird. Daher kann man den felt sense zu einem Problem zum Beispiel auch fragen, wie es sich anfühlen würde, wenn das Problem gelöst wäre. Man richtet einfach mit einer freundlichen Einstellung die Frage nach innen, ohne eine Lösung gedanklich vorwegzunehmen, und wartet, was passiert. Der felt sense wird sich dann oft in ein Gefühl für die Lösung verwandeln. Man kann einen felt sense auch fragen, was er am liebsten möchte.

Es mag auf den ersten Blick wie Aberglaube erscheinen, vagen Gefühlen so viel Intelligenz zuzuschreiben. Könnten wir da nicht gleich im Kaffeesatz lesen? Ist im Körper Gefühltes nicht nur physiologisch bedingt oder ein Produkt der Fantasie? Dem möchte ich entgegenhalten, dass die Wirksamkeit von Focusing erstens durch umfangreiche Forschung belegt ist (siehe www.focusing.org/research) und zweitens auch theoretisch plausibel erklärbar ist. Die theoretische Erklärung basiert allerdings auf einem alternativen Verständnis des Organismus als einem Körper, der seinen nächsten Schritt impliziert. Man muss allerdings nicht unbedingt diesen alternativen theoretischen Hintergrund akzeptieren, um Focusing erfolgreich anwenden zu können.

Inwiefern kann uns nun Focusing im Zusammenhang mit Demenz weiterhelfen? Nicht dementen Menschen kann man Focusing beibringen und ihnen so helfen, allein, mit einem professionellen Begleiter oder mit einem Focusing-Partner ihre Probleme zu lösen oder kreative Ideen zu entwickeln. Es braucht vielleicht zwei bis vier Wochenendkurse, um die Methode zum Zweck der Selbst- oder Partnerhilfe zu erlernen. Man kann Focusing aber auch in Einzelsitzungen, per Telefon und ansatzweise sogar aus Büchern lernen. Partnerschaftliches Focusing kann übrigens ebenfalls sehr gut per Telefon praktiziert werden. Angehörige Demenzkranker können diese Methode daher sicherlich zu ihrer eigenen Entlastung verwenden. Auch wenn die Beziehung zu dem Gepflegten irgendwie gestört ist, kann Focusing helfen, die Beziehung zu klären und zu verbessern.

Demente Menschen würde man jedoch wahrscheinlich sehr überfordern, wenn man sie danach fragen würde, wie sich eine bestimmte Situation »mit allem, was dazugehört«, körperlich anfühlt. Focusing im engeren Sinn ist für sie vermutlich in der Regel nicht möglich.

Das folgende Beispiel, das mir von Nina Joy Lawrence zur Verfügung gestellt wurde, von deren Vater wir schon in dem Exkurs zu Demenz und Meditation überraschende Äußerungen gehört haben, ist anscheinend eine Ausnahme von der von mir angenommenen Regel. Es hört sich zumindest ähnlich wie ein Focusing-Dialog an.

Zu dem Zeitpunkt des Gesprächs ist der Vater Donald Dodd seit neun Jahren demenzkrank.

Nina Joy: »Ich bin froh, dass ich in einer Familie aufgewachsen bin, wo du zur Universität gegangen bist, so dass ich wusste, dass es diese Möglichkeit gab. Dein Beispiel hat mir geholfen, dass es mir im Leben gut geht, und ich habe mein Auskommen.«

Vater: »Es gibt mir eine Menge (»a load of«) Zufriedenheit, dass es dir im Leben gut geht.«

Nina Joy: »Ah, hm, eine Menge Zufriedenheit ... möglicherweise kannst du das sogar fühlen, wo du diese Menge spürst ... Hier vielleicht (sie zeigt auf ihren Brustbereich) oder woanders ...«

Vater: »Ja, es ist hier (er deutet auf seine Brust) und ... in meinen Beinen und Füßen.«

Nina Joy: »In den Beinen und Füßen?«

Vater: »Ja, als wenn sie mehr Energie haben zum Feiern!«

Die Fragestellung der Tochter ist hier allerdings etwas einfacher, als es die offene Frage »Wie fühlt sich das an, alles, was damit zu tun hat?« gewesen wäre. Nina Joy bietet ihrem Vater auch eine konkrete Antwort (»hier« = im Brustbereich) an, so dass er der Frage schon durch ein einfaches Ja oder Nein gerecht werden kann.

Ich habe bei meiner Mutter, um nach dem gefühlten Erleben zu fragen, vorzugsweise sehr einfache Sätze wie: »Ist das gut oder nicht so gut?«, verwendet. Um diese Frage zu beantworten, muss sich der Gefragte zumindest ein kleines bisschen mit der gefühlten Bedeutung der Situation beschäftigen.

Ich denke, dass die Kenntnis von Focusing uns auch helfen kann, zu mutmaßen, was eine demenzkranke Person möchte, wenn sie sich nicht gut äußern kann, und zu erkennen, wann sie etwas als passend und stimmig erlebt und wann nicht. Wenn wir selbst bei uns für derartige innere Vorgänge sensibler werden, scheint es mir sehr naheliegend, dass wir sie bei anderen Menschen leichter erkennen.

Abgesehen von den methodischen Aspekten haben mir auch einige von Gendlins Ideen bei meiner Demenzbegleitung geholfen. Wichtige Anregungen waren etwa die Ideen, dass auch in sehr zurückgezogenen oder in ihren Fähigkeiten behinderten Personen »immer jemand drinnen« ist und dass der Kontakt zu der eigenen inneren Bewertung die Person stärkt.

Eine weitere zentrale Idee Gendlins ist die, dass die Art der Interaktion die Interaktionsteilnehmer verändert. Wir wissen alle, dass wir uns sehr unterschiedlich verhalten und fühlen, wenn wir mit verschiedenen Personen zusammen sind. Wir sind sozusagen in jeder Konstellation ein anderer Mensch: In Gegenwart der einen Person fühlen wir uns blockiert und stottern, in Gegenwart einer anderen blühen wir richtig auf, sind kreativ und gehen aus uns heraus. Gendlin geht sogar davon aus, dass eher eine bestimmte Interaktion die beteiligten Akteure bestimmt, als dass die beteiligten Akteure bestimmte Eigenschaften haben, die die Interaktion bestimmen.

Meine Mutter hat sich ebenfalls gegenüber verschiedenen Personen oft sehr unterschiedlich verhalten: Mit manchen hat sie in ihrem letzten Lebensjahr kaum oder nicht gesprochen, mit mir auch nicht immer, aber doch am meisten. Auch im Zusammenhang mit der kurzen depressiven Phase im Heim oder ihrem Krankenhausaufenthalt wurde der Einfluss der Interaktion sehr deutlich.

Eine weiterer Bestandteil von Gendlins Theorie, der mich auf die Idee gebracht hat, das »Suchen einer möglichen Fortsetzung« in mein Methodenrepertoire aufzunehmen und die entsprechende Vorgehensweise so zu nennen, ist Gendlins Konzept einer Fortsetzungsordnung (vgl. GENDLIN 1994, S. 13 ff.). Focusing basiert wie gesagt auf der Annahme, dass Lebewesen ihren nächsten Schritt »kennen«. Sie wissen implizit, was als Nächstes geschehen sollte, damit das Leben gut weitergeht. Das gilt auch schon für sehr einfache Lebewesen, etwa Bakterien oder Pflanzen, obwohl diese kein Nervensystem und keine Wahrnehmungsorgane haben. Die Abfolge der so entstehenden nächsten Schritte bildet eine Art individueller Fortsetzungsordnung, die aber nicht wie ein Fahrplan des öffentlichen Nahverkehrs im Voraus festgelegt ist. Wir müssen erst essen, danach können wir verdauen und noch später etwas ausscheiden, wir können diese Reihenfolge nicht umkehren. Die Regelmäßigkeit bei diesem Beispiel ist aber eher eine Ausnahme. Im Leben eines Menschen greifen auf diese Weise alle Bedürfnisse ineinander, geistige, emotionale und körperliche.

Ein anderes Beispiel ist meine Beobachtung, dass meine Mutter gesprächiger und lebendiger wurde, wenn ich ihr eine Wärmflasche an ihre fast immer kalten Füße legte.

Nach Gendlins Theorie sind »Wahrheitsfindung« und »Bedürfnisbefriedigung« die gleiche Art von Prozess, er nennt das, was dort geschieht, »carrying forward«, auf Deutsch: weitertragen.

Essen »trägt« also Hunger »weiter«. Aber auch passende Worte und Sätze können den Lebensprozess weitertragen, wie in dem Beispiel mit dem unechten Hunger der Satz »Es ist Sehnsucht nach Liebe«. Geistige und körperliche Fortsetzungen gehören damit in die gleiche Kategorie, und das gilt natürlich auch für Demenzkranke: Es kann sein, dass eine kognitive Leistung möglich wird, wenn vorher die Inkontinenzvorlagen gewechselt oder eben die

Füße gewärmt werden, oder dass der Betroffene bereit ist, etwas zu sich zu nehmen, wenn vorher etwas anerkannt oder verstanden wird oder wenn eine vertraute Person anwesend ist.

Prä-Therapie

Prä-Therapie wurde von dem amerikanischen Psychologen Garry Prouty entwickelt und steht insofern in der Tradition der bisher besprochenen Ansätze, als Prouty Student bei Gene Gendlin war und auch Carl Rogers als Vorbild und die klientenzentrierte Grundeinstellung als seine Basis betrachtet. Der Begriff Prä-Therapie deutet darauf hin, dass es sich um eine Vorgehensweise handelt, die noch nicht therapeutisch etwa im Sinne von Focusing oder personzentrierter Therapie ist, sondern eben prä-, d. h. vor-therapeutisch. Prouty erklärt es so, dass für personzentrierte Therapie der Kontakt mit dem Klienten eine Grundbedingung ist und dass Prä-Therapie diesen psychologischen Kontakt erst einmal herstellt.

Hauptschwerpunkt der Prä-Therapie ist die Arbeit mit Psychotikern, die Methode kann jedoch auch bei dementen Menschen angewendet werden (s. MORTON 2002), auch von pflegenden Angehörigen. Die Wirkungsweise der Prä-therapie würde ich – wie schon die personzentrierte Begleitung nach Rogers – mit dem Prinzip erklären, dass Menschen oft ein Feedback durch ihre soziale Umgebung brauchen, damit sie in ihrer Entwicklung einen Schritt weiter gehen können. Ich erinnere an das Beispiel der Person, die an den richtigen Stellen nickt oder mir auf andere Weise zu erkennen gibt, dass sie mich genau verstanden hat und mir so beim Weiterdenken hilft.

Prouty unterscheidet fünf Arten von Feedback: Situationsreflexionen (SR), Gesichtsausdrucksreflexionen (GR), Körperreflexionen (KR), Wort-für-Wort-Reflexionen (WWR) und wiederaufgreifende Reflexionen (WR).

Ein Beispiel für eine Situationsreflexion: Wenn eine Person auf einen Fleck am Boden starrt, kann der Begleiter sagen: »Du guckst auf den Fleck auf dem Boden.« Man kann auch eigene Wahrnehmungen ansprechen, etwa: »Ich höre die Kinder spielen«, »Es ist sehr kühl hier«, »Du faltest die Serviette«. Der Begleiter weist jedoch nicht auf Aspekte der Situation hin, die der subjektiven Realität des Dementen widersprechen. Wenn der Demente glaubt, er sei auf einem Schiff, lautet die prä-therapeutische Antwort nicht: »Wir sind in deinem Zimmer im Pflegeheim«, sondern: »Du sagst, du bist auf einem Schiff.«

Gesichtsausdrucksreflexionen sind zum Beispiel: »Du lächelst«, »Du hast eine Träne im Gesicht« oder »Du guckst zu mir«. Die Widerspiegelung des Gesichtsausdrucks kann auch zusätzlich, vorwiegend oder ausschließlich nonverbal erfolgen. Wenn die demente Person einen ärgerlichen Gesichtsausdruck hat, kann der Begleiter sagen: »Dein Gesicht«, oder: »Du machst so«, und dann auf eine einfühlsame Weise den Gesichtsausdruck nachahmen.

Auch bei den Körperreflexionen, die sich auf Körperbewegungen beziehen, lassen sich verbale und nonverbale Reflexion kombinieren: Wenn die Person zum Beispiel mit einer Hand ihr Knie reibt, kann man sagen: »Deine Hand«, und dabei selbst das eigene Knie auf die gleiche Weise reiben. Beispiele für verbale Körperreflexionen sind: »Du schaukelst hin und her«, »Du kaust« oder »Du drehst Däumchen«.

Bei Wort-für-Wort-Reflexionen werden insbesondere die Worte oder Satzteile, die verständlich sind, wiederholt. Es können aber auch Laute oder Worte sein, »die zwar nicht verständlich sind, aber spürbar Gefühle beinhalten« (PÖRTNER 2005, S. 37). Wenn in einem Satz des Dementen bedeutsame Worte wie »Mutter« oder »Babys« auftauchen, kann man einfach »Mutter« oder »Babys« zurücksagen.

Die letzte Kategorie sind wiederaufgreifende Reflexionen. Hier werden Reflexionen, die früher dazu geführt haben, dass die demente Person einen Kontakt zur Realität oder zu dem Begleiter aufnahm, später erneut aufgegriffen. Zum Beispiel: »Du hast mit dem Finger gezeigt, ich habe mit dem Finger gezeigt, und du hast gelächelt« (vgl. MORTON 2002, S. 197).

Das folgende Beispiel wurde mir freundlicherweise von Penny Dodds zur Verfügung gestellt, von der ich auch einige ergänzende Hinweise zu den in der Literatur (s. MORTON 2002, PÖRTNER 2005 u. PROUTY, PÖRTNER, VAN WERDE 1998) gegebenen Informationen erhalten habe. Penny Dodds ist Dozentin an der Universität Brighton (England) und Fachpflegerin für Gerontopsychiatrie und hat sich im Rahmen ihrer Doktorarbeit eingehend mit der Anwendung prä-therapeutischer Vorgehensweisen bei dementen Personen beschäftigt. Es lohnt sich, das Beispiel bis zum Ende durchzulesen, auch weil die Geschichte am Schluss eine überraschende Pointe bekommt:

Penny: »Wir gehen.« (SR) *Dies ist eine Situationsreflexion, obwohl die Begleiterin gleichzeitig nonverbal die Körperbewegungen des Gehens widerspiegelt.*

Klient: geht weiter, ohne zu antworten oder Augenkontakt aufzunehmen.

Penny: »Das Geländer ist da.« (SR) Sie greift zur Seite und berührt das Geländer.
Klient: geht weiter, ohne zu antworten oder Augenkontakt aufzunehmen; keine Verhaltensänderung.
Penny: »Wir gehen, deine Hände neben dir, das Geländer.« (SR, KR, SR) *Die verbalen Reflexionen werden gleichzeitig nonverbal widergespiegelt.*
Klient: geht weiter, ohne zu antworten oder Augenkontakt aufzunehmen; keine Verhaltensänderung.
Penny: »Die Wand ist hier.« (SR) Sie berührt die Wand, was beinhaltet, dass ihre Hand in seinen Blickwinkel kommt.
Klient: guckt auf ihre Hand.

Penny: »Ist hier, du guckst auf meine Hand an der Wand.« (SR, GR, evtl. WR)
Klient: geht weiter.
Penny: »Wir gehen, dein Gesicht guckt nach unten.« (SR, GR)
Klient: berührt weiterhin die Wand.
Penny: »Ein Bild hier.« (SR) Sie berührt die Kante des Bilderrahmens und fährt mit ihrer Hand am Rahmen hoch und runter.
Klient: berührt den Rahmen.
Penny: »Deine Hand auf dem Rahmen.« (SR)
Klient sieht auf das Bild und sieht Penny an. *Das bedeutet Realitätskontakt und kommunikativen Kontakt mit der Begleiterin.*
Penny: »Du guckst zu mir und dem Bild.« (GR, SR, evtl. WR)
Klient: »Grrrrrrrrr.« Er berührt die Darstellung auf dem Bild, guckt zu Penny, knurrt und lächelt dann. Das Bild stellt einen Tiger dar!
Wenn als Äußerung der Begleiterin hier an einer Stelle einfach die Worte »ist hier« stehen, ist dies kein Druckfehler, sondern

eine beabsichtigte Sprechweise: Die Begleiterin möchte sich auch grammatisch der typischen Ausdrucksweise der dementen Person anpassen. Derartige Anpassungen an »Alzheimergrammatik« finden sich auch in meinen Dialogen mit meiner Mutter, was mir allerdings erst im Nachhinein aufgefallen ist.

In der Prä-Therapie wird sehr maßgeblich unterschieden zwischen Phasen, in denen eine Person sehr in sich zurückgezogen, außerhalb jeden Kontakts ist, und anderen Phasen, in denen sie Kontakt zur Realität, zu emotionalen Funktionen und zu anderen Menschen aufnimmt. In dem obigen Beispiel kommt es am Schluss der Interaktion zu einem solchen Kontakt.

Solange die Person nicht in Kontakt ist, wird ein prä-therapeutisch vorgehender Begleiter versuchen, das Verhalten so genau wie möglich zu spiegeln. Das kann so weit gehen, dass er einen Satz mit dem Wort »Ich« zurücksagt, ohne daraus ein »Du« zu machen: Wenn der Demente sagt: »Ich habe es nicht«, sagt der Begleiter also nicht unbedingt: »Du hast es nicht«, sondern probiert vielleicht: »Ich habe es nicht«, oder: »Du sagst: Ich habe es nicht.« Die Worte des Dementen werden dabei möglichst im gleichen Tonfall und auf die gleiche Weise zurückgesagt, wie er sie geäußert hat. Erscheint die Person eher »in Kontakt«, wird der Begleiter dagegen mit dem üblichen »Du«, also: »Du hast es nicht«, reagieren, und auf diese Weise das In-Kontakt-Sein anerkennen.

Es ist nicht immer leicht, den Grad an Zurückgezogenheit oder Kontakt von außen einzuschätzen. Daher ist hier wohl – wie generell – die beste Empfehlung, darauf zu achten, ob die demente Person auf die Reaktionsweise des Begleiters eher irritiert oder eher positiv reagiert, und sich danach zu richten.

In Fällen sehr weit fortgeschrittener Demenz wird es nicht immer möglich sein, eine Wiederherstellung der Kontaktfunktionen zu erreichen. Dann hat das spiegelnde Begleiten nicht mehr die Funktion, zu einem Kontakt zu führen, sondern dient lediglich dazu, Zuwendung zu zeigen und Leiden zu lindern.

Validation

Im Gegensatz zu den anderen hier genannten methodischen Quellen wurde Validation spezifisch für die Hilfe von desorientierten, alten Menschen entwickelt. Obwohl zunächst als Ansatz für die professionelle Altenhilfe gedacht, lassen sich auch in diesem Fall nützlich erscheinende Anregungen in das familiäre Umfeld übertragen.

»Validieren« heißt übersetzt etwa etwas »für gültig erklären«, meint also das Gegenteil von Abwerten, Entwerten oder Für-falsch-Erklären. Vicki de Klerk-Rubin, die Tochter der Validationsbegründerin Naomi Feil, erklärt die Bedeutung ausführlicher als »etwas auf gesicherter und zuverlässiger Grundlage unterstützen und bekräftigen« (Klerk-Rubin 2006, S. 34). Ich finde, es ist ein schönes und passendes Wort für eine gute Interaktion mit demenziell veränderten Personen.

Die Grundhaltung ähnelt sehr der oben beschriebenen von Carl Rogers. Naomi Feil beschreibt sie so:

»Validation basiert auf einer Geisteshaltung, die älteren Erwachsenen, die an Demenz vom Typ Alzheimer erkrankt sind (...), vor allem Respekt und Einfühlung entgegenbringt (...). Durch Validation bekommen verwirrte, sehr alte Menschen jemanden, der ihnen mit Einfühlung zuhört, jemanden, der sie nicht verurteilt, sondern ihre Sicht der Realität akzeptiert. In dem Maß, in dem das Vertrauen zwischen den Klienten und den validierenden Pflegepersonen wächst, läßt das Angstgefühl nach. (...) Schlußendlich wird das Gefühl des Selbstwertes wieder stärker. Körperliche und soziale Funktionen verbessern sich und ein Rückzug in das vegetierende Dasein wird verhindert.« (Feil 1993, S. 49 f.)

Zu dieser Grundhaltung gehört auch Naomi Feils Verständnis der Alzheimerdemenz bei sehr alten Menschen als einer gegebenenfalls sinnvollen Entwicklungsphase, die dem Aufarbeiten der Vergangenheit dient. Diese Sichtweise erleichtert es einem anderen Menschen, eine demente Person unterstützend zu begleiten.

Der Validationsansatz unterscheidet vier verschiedene Phasen der Demenz und schlägt für jede dieser Phasen unterschiedliche Vorgehensweisen vor (vgl. Feil 1993):

Die erste Phase ist die der mangelhaften oder unglücklichen Orientierung, in der der Betroffene noch einen Begriff von der Zeit und jetzigen Realität hat und mit Schrecken seine unglückliche Orientierung bemerkt. Er nimmt die körperlichen, geistigen und sozialen Einbußen durch das Älterwerden – zum Beispiel schlechter zu hören oder zu sehen oder den Verlust von Arbeit oder Ansehen – wahr, kann diese aber nicht zugeben. Der Ton seiner Stimme ist typischerweise »rauh, anklagend und oft weinerlich« (ebd., S. 54). Für diese Phase empfiehlt Naomi Feil Fragen, die mit wer, was, wo und wann beginnen. Auf die Klage einer Dementen, ihr sei etwas gestohlen worden, könnte man also fragen: »Wer hat dir etwas gestohlen?«, und später: »Was hat die Person mitgenommen?« Warum-Fragen sollte man eher vermeiden. Berührungen gelten in dieser Phase ebenfalls als nicht hilfreich, im Allgemeinen wird empfohlen, Abstand zu wahren.

Das zweite Stadium der Demenzentwicklung ist das der Zeitverwirrtheit. In dieser Phase werden die unangenehmen Aspekte der Realität zunehmend durch passende Bestandteile der Vergangenheit ersetzt, das Zimmer in einer fremden Umgebung etwa erscheint als das frühere Wohnzimmer. In dieser Phase sind Berührung und Augenkontakt durch einen Begleiter in der Regel angenehm. Dies gilt auch für das dritte Stadium, der Phase der sich wiederholenden Bewegungen.

Für die vierte Phase, die Phase des Vegetierens, empfiehlt Naomi Feil einfühlsames Spiegeln von Bewegungen »von Körper und Gemüt« (ebd., S. 55). Vicki de Klerk-Rubin schlägt auch sensorische Stimulierung etwa durch Düfte, Musik, Berührung und

Massage vor. Die Stimulierung sollte sich an den Bedürfnissen des Demenzkranken orientieren und »mit Zuneigung und Liebe« ausgeführt werden (KLERK-RUBIN 2006, S. 66).

Das Phasenmodell des Validationsansatzes ist keineswegs fatalistisch, im Gegenteil: Die Anwendung der Validationsmethode soll dazu beitragen, das Fortschreiten der Demenz insbesondere in die späten Phasen zu verzögern oder sogar aufzuhalten. Meine Mutter war wahrscheinlich zu der Zeit, in der ich auf den Validationsansatz aufmerksam wurde, bereits überwiegend in der Phase der Zeitverwirrtheit. Damit ließe sich begründen, warum Fragen, die mit »Wer«, »Was«, »Wo« und »Wann« anfingen, bei ihr sehr selten passten. Sie brachten meine Mutter zu oft in Verlegenheit, wenn sie keine Antwort wusste. Für meine Mutter damals auch nicht oder nicht mehr so geeignet waren Validationsfragen wie die, was die Person brauchen würde oder was sie früher in Situationen getan hat, die von ihr jetzt als problematisch beklagt werden, zum Beispiel: »Wenn du dich früher verloren

oder geängstigt hast, was hat dir dann geholfen?« (vgl. Klerk-Rubin 2006, S. 73). Für die Phase der unglücklichen Orientierung finde ich derartige Fragen allerdings durchaus plausibel.
Der Validationsansatz arbeitet mit vielen Vorgehensweisen, die in diesem Buch schon in anderen Zusammenhängen beschrieben wurden, etwa dem Wiederholen von Worten, dem Zurücksagen mithilfe von Platzhalterwörtern oder dem nonverbalen Spiegeln von Bewegungen oder körperlichem Ausdruck.
Naomi Feil geht davon aus, dass hinter den Äußerungen Demenzkranker häufig menschliche Grundbedürfnisse stehen. Diese Grundbedürfnisse bestehen ihrer Meinung nach darin, geliebt und umsorgt zu werden, tätig und nützlich zu sein und tiefe Gefühle mitzuteilen. Ein Beispiel:

»Liebevoll faltet eine 93-jährige Frau ihre Papierserviette. Sie streichelt jede Unebenheit glatt und faltet die Serviette so, daß die Kanten genau übereinander liegen. Alles ist ganz genau in Ordnung. Eine Kellnerin, die nichts von Validation versteht, nimmt ihr die Serviette aus der Hand und öffnet sie wieder. Daraufhin fängt die alte Frau an zu schreien, so laut sie kann: ›Hilfe! Hilfe!‹ Eine validierende Pflegeperson wird diese Frau jetzt nicht mit einem Medikament beruhigen oder gar festbinden, sondern wird ihr die Serviette wiedergeben. Zusammen werden sie die Serviette noch einmal ebenso sorgfältig falten, sie werden jede Unebenheit wieder glatt machen.
›Fühlen Sie sich dadurch sicher und warm?‹, fragt sie.
Die alte Frau lächelt. Sie streichelt die Serviette und stöhnt: ›Mama, Mama, Mama. Ich liebe dich.‹« (Feil 1993, S. 63 f.)
Diese Geschichte ist ein sehr schönes Beispiel für ein personzentriertes Vorgehen. Naomi Feil nimmt hier an, dass die Serviette

für die Frau zu ihrer liebevollen Mutter geworden ist. An anderer Stelle werden Gegenstände wie Servietten, Stoff und flache Objekte »Erde, Zugehörigkeit, Vagina, Identität« (vgl. MORTON 2002, S. 58) zugeordnet – meines Erachtens ziemlich spekulative Deutungen.

Etwas leichter einzusehen ist vielleicht die Deutung von Auto und Autoschlüssel als Symbole der Männlichkeit an anderer Stelle. Wenn ein dementer Mensch Arbeitsutensilien wie den guten Füller, den Firmenausweis und sein Auto vermisst, finde ich die Möglichkeit relativ plausibel, dass er sich um seine Arbeitsunfähigkeit bzw. Nützlichkeit sorgt (vgl. KLERK-RUBIN 2006, s. S. 109).

Allen diesen Ideen gemeinsam ist das wichtige Prinzip, dem Verhalten und den Äußerungen dementer Menschen einen Sinn zu unterstellen, ungeachtet dessen, ob wir ihn im Einzelfall herausfinden.

Was der Pflegende für sich selbst tun kann

Nachdem ich in diesem Buch so viel darüber geschrieben habe, wie man auf eine demente Person eingehen kann, damit sie sich möglichst wohl fühlt, möchte ich die entsprechende Frage nun auch auf den Begleiter beziehen. Was kann er für sich tun, um sich etwa in einer Situation häuslicher Pflege die nötige »Luft zum Atmen« zu erhalten oder zu verschaffen? Was bringt in einer solchen Situation Entlastung? Nach meiner Einschätzung sind es nicht allein praktische, technische oder organisatorische Tipps, die hier zählen, sondern vor allem eine Art psychologischer Haltung der Liebe oder des Mitgefühls des Pflegenden für sich selbst. Ich selbst finde es keineswegs leicht, diese innere Position einzunehmen und beizubehalten. Ich kenne es gut, mich als Rädchen im Getriebe zu fühlen, Anforderungen anderer zu erfüllen und mein eigenes Zentrum zu verlieren. Ich achte dann nur darauf, was getan werden muss und was andere denken könnten, nicht darauf, wie es mir geht und was ich eigentlich möchte. Ich fühle mich dann plattgedrückt, zweidimensional, an die Wand gedrängt, als Opfer der Situation. Mir helfen dann Fragen wie

»Wie fühle ich mich?«, »Was möchte ich am liebsten?«, »Tue ich das, was ich tue, gerne?«, um eine Position zu finden, in der ich mich selbst aus einer freundlichen, wertschätzenden Perspektive sehen und mich räumlich, dreidimensional und »menschlich« fühlen kann.

Diese Position wird erleichtert, wenn ich über den Teil von mir, der vorher so bravourös Anforderungen erfüllt hat, nicht abfällig denke, sondern anerkenne, was er getan hat, und ihm dankbar bin. Wenn ich bei mir entdecken würde, dass etwas in mir gar kein Mitgefühl mit mir selbst haben möchte, würde ich auch hier versuchen, mich in diesen Teil von mir einzufühlen: Wahrscheinlich hat er gute Gründe für seine Einstellung, die zumindest gehört werden müssen.

Selbstliebe hat ein selbstreflexives Element, es ist eine innere Beziehung und damit etwas anderes als Egoismus. Um diese innere Position zu fördern, kann ich auch an Menschen denken, die mich lieben, oder an solche, die mich früher geliebt haben, für die ich etwas Besonderes war und die mir nur das Allerbeste gewünscht haben. Diese Vorstellung macht es mir leichter, mich auf die gleiche Weise zu sehen und anzunehmen. Wenn es für Sie passt, können Sie sich auch vorstellen, dass Gott Ihre Lebenssituation nicht verborgen ist und er Ihnen wohlgesinnt ist.

Zu der genannten inneren Position passt dann auch, mir etwas zu gönnen. Mir etwas aus Selbstliebe zu geben ist allerdings etwas anderes, als mir Vergnügen zu verordnen, etwa als Mittel, um gesund oder leistungsfähig zu bleiben. Nach meiner Erfahrung gibt es auch Dinge, die ich mir gönnen kann, die das räumliche Gefühl der Selbstliebe eher hervorbringen, unterstützen und vertiefen, während andere es eher unterbrechen. Dies unterscheidet

etwa bestimmte Arten von Musik, Literatur, Filmen oder Umgangsweisen mit dem eigenen Körper von anderen.
Ich habe mir zum Beispiel während der Zeit meiner häuslichen Pflege hin und wieder Sitzungen in Middendorf'scher Atemarbeit geben lassen; in den paar Stunden, die ich dafür unterwegs war, war meine Mutter bei ihrer besten Freundin. Verwandte Methoden sind Feldenkrais-Arbeit, Alexander-Technik, Tragering oder Eutonie. Diese Methoden fördern nach meiner Erfahrung das Erleben von innerem Raum und persönlicher Zentriertheit und passen daher besonders gut zu einer Einstellung der Selbstfürsorge. Übungssysteme wie Tai-Chi oder Qigong, die langsam und mit Achtsamkeit ausgeführt werden, aber auch Spazierengehen sind für mich ebenfalls eher Aktivitäten »mit Seele«. Eine Stunde im Fitnessstudio wäre für mich dagegen eine Aktivität, die mich eher in ein instrumentelles, verdinglichendes Verhältnis zu meinem Körper herunterzöge und mich jedenfalls nicht in das räumliche Gefühl hineinbrächte.

Es mag auf den ersten Blick so erscheinen, als müsste das Mitgefühl für den Demenzkranken in dem Maße weniger werden, in dem der Pflegende Mitgefühl für sich selbst entwickelt. Nach meinem Erleben ist es genau umgekehrt: Als »Rädchen im Getriebe« kann ich schwerer Mitgefühl mit anderen haben; wenn ich ganz bei mir bin, fällt es mir sehr leicht. Mein Mitgefühl mit mir selbst möchte sich dann ganz natürlich ausdehnen und andere Menschen einbeziehen.
Eine Position der Selbstliebe kann daher auch durchaus damit vereinbar sein, gewisse Lebensziele zurückzustellen. Nur geschieht dies dann freiwillig, während ich mich als Rädchen im Getriebe angesichts der Einschränkungen als Opfer der Situation fühle.

Es ist ähnlich wie der Unterschied zwischen freiwilligem Fasten und Hungern oder zwischen einem freiwilligen Klosteraufenthalt und einer Gefängnisstrafe. Es kommt immer auf den erlebten Kontext der Situation an.

Manchmal gelingt es mir nicht, aus eigener Kraft Mitgefühl für mich selbst zu entwickeln; wenn ich versuche, mich dazu zu zwingen, schon gar nicht, denn Sich-Zwingen ist das Gegenteil von Sich-Lieben. Dann hilft es, wenn andere Menschen mir akzeptierend begegnen und mich mit meinen Sorgen und meinem Erleben verstehen. Das können, müssen aber nicht, Menschen sein, die personzentriertes Begleiten oder Focusing erlernt haben.

Ich selbst habe in meiner Pflegezeit nie Selbsthilfegruppen für pflegende Angehörige Alzheimerkranker besucht. Später, als meine Mutter im Heim war, habe ich dort festgestellt, dass es durchaus ganz reizende Demenzkranke mit sehr netten Angehörigen gibt. Eine demente Mitbewohnerin war geradezu ein Naturtalent in Validation; wenn meine Mutter neben ihr saß, konnte sie sehr gut auf sie eingehen.

Demente Menschen – zumindest solche in der gleichen Phase der Erkrankung – verstehen sich ohnehin oft recht gut. Angesichts dessen habe ich es bereut, nicht früher, schon während der häuslichen Pflege, Kontakt zu anderen Betroffenen aufgenommen zu haben. Man hätte dann eventuell auch gegenseitige Besuche organisieren können, bei denen nur ein betreuender Angehöriger anwesend sein muss und der andere frei hat.

Das war in der Zeit meiner Pflege immer ein hohes Gut: Freizeit, in der ich wusste, dass es meiner Mutter gut ging. In meinem Fall haben hier manchmal Verwandte geholfen. Ich finde hier auch die Idee sympathisch, sich an nicht professionelle Mitmenschen zu wenden, die ein bisschen Betreuung gerne übernehmen und vielleicht ein paar Euro dazuverdienen möchten, insbesondere solange die Pflege vorwiegend aus Gesellschaftleisten besteht. Zur Vorbereitung könnte man dem Verwandten, Bekannten, Nachbarn oder vielleicht einer vertrauenswürdigen Studentin dieses oder ein anderes Buch über Demenzbegleitung in die Hand geben. Natürlich ist es dann noch wichtig, dass die Chemie zwischen Betreuer und Krankem stimmt und sich die beiden gut verstehen.

Es gibt auch viele institutionalisierte Angebote, um dem Pflegenden eine Freizeit für ein paar Stunden zu ermöglichen, etwa wöchentliche Gruppenangebote für Demenzkranke oder durch gemeinnützige Organisationen vermittelte häusliche Besuchsdienste ehrenamtlicher Mitarbeiter. Es gibt Angebote der Tagespflege an einer wählbaren Anzahl von Wochentagen und sogar auch der Nachtpflege für Demenzkranke, die nachts sehr aktiv sind.

Nach vier Jahren der häuslichen Pflege habe ich es zunächst ebenfalls als einen Schritt für mich empfunden, mich doch für ein Heim für meine Mutter zu entscheiden. Ich dachte zum Beispiel, es könnte ja sonst noch zehn Jahre so weitergehen, und ich wollte nicht den gesamten mittleren Teil meines Lebens mit häuslicher Pflege verbringen. Ich dachte auch, wenn ich länger warte, kann sich meine Mutter vielleicht mit fortgeschrittenerer Demenz nicht mehr so gut woanders einleben.

Diesen Schritt habe ich später jedoch bereut, vor allem die Tatsache, dass ich die Möglichkeit einer Rückkehr in ihre eigene Wohnung nicht offengelassen habe.

Einige Wochen nach dem Umzug meiner Mutter merkte ich nämlich erstens, dass ich nach diesen Wochen relativer Freiheit – relativ, weil ich sie in der Zeit auch regelmäßig besucht habe – doch wieder mehr Energie für sie gehabt hätte; diesen Zustand hatte ich mir zur Zeit der Entscheidung für das Heim gar nicht vorstellen können. Zweitens war ich jetzt mit den konkreten Realitäten des Heims als Besucher hautnah konfrontiert und fand, dass ich meiner Mutter doch zumindest noch eine Zeit lang die passendere häusliche Umgebung und meine viel bessere und individuellere Pflege gegönnt hätte. Bei Bedarf hätte sie ja später immer noch wieder ins Heim ziehen können. Zu diesem Zeitpunkt hätte ich also sogar eine Rückkehr in die alte Situation als einen Schritt »für mich« empfunden.

Als praktische Schlussfolgerung wäre es also damals besser gewesen, entweder die vertraute Umgebung noch eine Zeit lang verfügbar zu halten oder erst mal eine Kurzzeitpflege mit dem Heim zu vereinbaren, um zu sehen, wie diese mir und meiner Mutter gefällt.

Meine Geschichte zeigt aber auch, dass man Fürsorge für sich selbst und Fürsorge für den anderen nicht gegeneinander ausspielen kann. Mein eigenes Glück und das Glück meiner Mutter bedingten sich immer gegenseitig. Wenn sie zufrieden und dankbar war, hat mich das gefreut und gestärkt; wenn ich mir Sorgen um sie machte, hat mich das in meinem eigenen Leben behindert. Umgekehrt war die eine Stunde, die ich mit ihr täglich im Heim verbrachte, typischerweise viel besser und intensiver, als es eine von 24 Stunden häuslicher Pflege gewesen war, weil der Rest des Tages ja doch meinen eigenen Lebenszielen gehörte.

Zur Zeit meiner Pflege gab es viele institutionelle Angebote und Möglichkeiten noch nicht, die später möglich geworden sind. Es war zum Beispiel illegal, eine polnische oder tschechische Haushaltshilfe zur Betreuung oder Mitbetreuung einzustellen, sonst hätte ich eine solche Möglichkeit schon wegen der individuellen Gestaltbarkeit der Situation in Erwägung gezogen.

Ein Aspekt, an den viele bei der Planung der Pflege nicht denken, ist, dass sich ein dementer Mensch im Laufe der Zeit verändern kann: Meine Mutter etwa wurde im Verlauf der Demenz sehr viel ruhiger. Die psychische Seite der Pflege wird damit nach meiner Einschätzung leichter, wenngleich natürlich der Anteil der körperlichen Pflege in der Regel zunimmt.

Und was ist nach der Pflegezeit? Viele Angehörige machen sich dann im Rückblick Schuldgefühle, dass sie nicht genug oder nicht das Richtige getan haben, oder sie bereuen frühere Entscheidungen im Zusammenhang mit der Pflege. Ich habe, wie gesagt, die Heimentscheidung bereut. Was kann jemand dann für sich tun?

Eine einfache Möglichkeit besteht darin, sich die damalige Situation, in der man gehandelt oder entschieden hat, möglichst genau zu vergegenwärtigen, indem man etwa mit »Zeitzeugen« darüber redet, wie einem die Situation damals erschienen ist. Es ist auch gut, wenn man Tagebuchaufzeichnungen gemacht hat, die man sich dann wieder ansehen kann. Als ich dies getan habe, bemerkte ich, dass ich in der Zwischenzeit wichtige Umstände und vieles von meinem Erleben zur Zeit der Entscheidung schon vergessen hatte. Das ist so ähnlich wie mit der Veränderung nach der Heimentscheidung, die ich oben beschrieben habe: Ich fühlte nach einiger Zeit der relativen Freiheit eine Kraft und Motivation, die ich mir vorher nicht hatte vorstellen können. Umgekehrt konnte ich mir in einer Zeit des Stärkegefühls schlecht vorstellen, wie ausgebrannt oder eingeschränkt ich mich früher gefühlt hatte. In dem Maße, in dem man sich in seiner früheren Situation wieder besser versteht, wird man sich weniger leicht deswegen verurteilen.

Wenn es also um die Frage geht, was ich als Pflegender für mich tun kann, finde ich es am wichtigsten, auch und vielleicht an erster Stelle mit mir Mitgefühl zu haben, mich selbst zu lieben und mich selbst zu verstehen. Wenn es mir als Pflegendem gut geht, profitiert davon indirekt auch der Angehörige, und umgekehrt.

Mein Erleben der Demenzbegleitung als Chance

Ich verstehe, dass es oft – vielleicht kann man sogar sagen: typischerweise – als etwas Einengendes empfunden wird, sich als Erwachsener vorzustellen, die eigenen Eltern sehr nah um sich zu haben. Man ist geneigt, eine Situation zu erwarten, in der man sich beaufsichtigt oder bewertet fühlt. Die Wiederaufnahme eines sehr engen Kontakts zu den Eltern kann als Rückschritt zu etwas Veraltetem empfunden werden, als ob man einen Raum betritt, der lange nicht mehr gelüftet wurde.

Ein erwachsenes Kind kann sich leicht wieder als kleines Kind angesehen und behandelt vorkommen, was jetzt natürlich nicht mehr passt. Auch wenn die Rollen durch eine Pflegekonstellation eher vertauscht sein mögen, so dass das erwachsene Kind ein Elternteil betreut anstatt wie früher umgekehrt: Es hat sich nichts grundsätzlich geändert, wenn die gleiche Art von Interaktion wie früher stattfindet, wenn etwa ein erwachsener Sohn sich in der aktiven Rolle einfach so verhält, wie er es früher in der passiven Rolle erfahren hat.

Ich habe meine Beziehung zu meiner demenzkranken Mutter anders erlebt. Ich möchte dies erklären und die Erklärung dazu stufenweise entwickeln.

Zuvor möchte ich noch einmal bemerken, dass ich natürlich auch Situationen aus der häuslichen Pflege kenne, die ich schwierig und unangenehm fand: So kam es vor, dass meine Mutter wiederholt unbedingt und sofort irgendetwas wollte, was in dem Moment nicht oder schwer zu erfüllen war. Nehmen wir an, ich war beim Kochen oder mitten in einer Arbeit am Computer, und meine Mutter kam und wollte – wie fast jeden Tag – dringend zum Friedhof. Die (von ihr fantasierte) Beerdigung habe schon angefangen, es sei sehr wichtig. Es sei wirklich sehr wichtig, wir müssten sofort losfahren. Sie wiederholte diesen Wunsch dann typischerweise immer wieder. Eine solche Situation hat sich für mich schon wie eine Kombination von Gefängnis und zumindest einer milden Form von »Folter« angefühlt.

Ich würde hier jedoch unterscheiden zwischen dem Einfluss durch den organisatorischen Rahmen, also dadurch, dass ich zu Hause oft zu wenig Zeit und Erholungsmöglichkeiten für mich hatte, und dem Einfluss der Demenz. Wenn ich in der beschriebenen Situation die Zeit und Energie für meine Mutter gehabt hätte, hätte ich entweder gelassen mit ihr zum Friedhof fahren oder mit ihr etwas Ähnliches unternehmen können. Oder wir hätten ersatzweise darüber reden können, was auf dem Friedhof geschehen solle. Es wäre für mich dann eher eine Herausforderung an meine kommunikativen Fähigkeiten geworden, aber das hätte ich auch ganz interessant gefunden.

Als meine Mutter im Heim war und ich nur eine Stunde am Tag mit ihr verbrachte, fand ich diese Zeit mit ihr praktisch immer interessant und bereichernd. Wenn ich auch das Heim fast immer mit mulmigen Gefühlen betrat und sehr kritisch sah, freute ich mich in der Regel auf die Begegnung mit ihr. Das zeigt meines Erachtens, dass nicht die Demenz der nervige Faktor ist, sondern fehlendes Wissen um angenehme Kommunikationsweisen oder überfordernde Rahmenbedingungen (oder beides).

Um im Folgenden die positive Seite meines Erlebens der Demenzbegleitung zu beschreiben, möchte ich noch ein weiteres Ereignis aus der Zeit mit meiner Mutter berichten. Natürlich stehen in diesem Buch schon eine Menge Beispiele für meines Erachtens gelungene Kommunikation, aber das folgende habe ich noch nicht erwähnt. Es ist wahrscheinlich mein anschaulichstes Beispiel dafür, wie die Treffen mit meiner Mutter während der Demenz anders waren als vorher, und für mich gleichzeitig auch interessanter: In dem Jahr vor ihrem Tod passierte es einige Male, dass meine Mutter und ich uns in ihrem Zimmer im Heim gegenübersaßen, und sie sagte: »Ich muss dich mal ein bisschen angucken.« (Meine Mutter sprach »angucken« in diesem Zusammenhang übrigens so aus, dass sie die zweite Silbe betonte). Ich stimmte dann zu, und wir sahen uns etwa ein bis zwei Minuten lang schweigend in die Augen. Meine Mutter lächelte dabei leicht, und auch ich empfand diese Art des Kontakts als angenehm, ich empfand keinen Widerstand dagegen, den Blick »auszuhalten« und zu erwidern. Der gegenseitige Blick nährte uns anscheinend beide.

Ich möchte dieses Beispiel und generell die positive Seite meines Erlebens meiner Demenzbegleitung nun mit einigen Situationen vergleichen, an die ich mich dabei erinnert fühle. Anhand dieser Vergleiche und Assoziationen möchte ich verschiedene Aspekte der Beziehung zu meiner Mutter deutlich machen.

Insbesondere durch das obige Beispiel fühlte ich mich an spirituelle »Darshans« erinnert. Dies liegt nahe, allein schon wegen der Ähnlichkeit der äußeren Situation. »Darshan« heißt in der indischen Tradition ein spiritueller Kontakt zwischen Guru und Schüler. In der Version, in der ich es kenne, wird dabei ebenfalls ein mehrere Sekunden andauernder Blickkontakt zwischen beiden Beteiligten aufrechterhalten.

Diese Assoziation erinnert mich zunächst an die von mir angenommene Resonanz zwischen Meditierendem und »Dementierendem«, über die ich im Exkurs über Demenz und Meditation geschrieben habe. Außerdem fällt mir dazu die Bemerkung einer Pflegerin im Heim ein, meine Mutter sei doch »die Liebe in Person«. Diese Äußerung – wie immer sie gemeint war – könnte man so verstehen, als ob eine Art universeller Qualität in ihr erkennbar war, und ein derartiges Verständnis kann ich durchaus nachvollziehen. Es war also ein bisschen so, als hätten wir uns bei dem beschriebenen Blickkontakt gegenseitig »Darshan gegeben«.

Meine Interaktion mit meiner Mutter hatte auch ein Element von Kontaktimprovisation: Kontaktimprovisation ist eine Art des Tanzens, die ich ebenfalls aus eigener Erfahrung kenne, bei der es im Prinzip keine festen Bewegungsabläufe gibt, sondern in der die Beteiligten aus dem Moment und aus dem Kontakt mit den Tanzpartnern heraus reagieren. Wie der Name schon andeutet, hält man dabei meistens in irgendeiner Weise Körperkontakt, allerdings kann auch das phasenweise Lösen des Kontakts Teil des Tanzes sein. Diese Situation passt zu meiner Demenzbegleitung insofern, als die Kommunikation dabei nicht förmlich oder konventionell festgelegt, sondern eben spontan improvisiert ist.

Es passt auch deswegen, weil hier von unserem gängigen Kommunikationsmedium, dem »vernünftigen Sprechen«, sehr stark abgewichen wird. Vieles von der Interaktion mit meiner Mutter fand auf einer nonverbalen Ebene statt, und wenn es verbal war, dann oft auf einer etwas alternativen, spielerischen Sprachebene. Diese Assoziation hebt also die Unkonventionalität der Situation hervor, poetisch gesagt: die Qualität einer Spielwiese.
Es gab in der Tat durch die Demenz mehr »Spielraum«, auf neue Weise miteinander umzugehen. Mir fiel es auch leichter, Themen und Gefühle – gerade auch positive Gefühle – anzusprechen, die ich früher nicht geäußert hatte. Für meine Mutter war ich durch ihre Demenz manchmal ein Fremder, was ihr ebenfalls sozusagen einen frischen Anfang ermöglichte.
In vielen der in diesem Buch beschriebenen Situationen habe ich mich mit meiner Mutter zeitweise wie eine Einheit gefühlt, so als wären wir in dem jeweiligen Moment Teile eines Organismus. Dazu passt etwa der Stirn-an-Stirn-Kontakt, bei dem wir unsere Köpfe gleichzeitig aufeinander zu bewegten, ohne dass ich sagen könnte, dass einer von uns damit angefangen hat (s. S. 99). Sogar die Episode, in der sie eine Liedfortsetzung erfindet, die ich direkt danach fast genauso im Gesangbuch finde (s. S. 61), könnte man so verstehen. Auch bei dem oben beschriebenen Blickkontakt lässt sich eigentlich nicht sagen, dass einer von uns aktiv geguckt hätte und der andere bloß angeguckt wurde. Die Beziehung war in solchen Momenten wie die Linie eines Kreises, die ja auch keinen Anfangspunkt hat und eine Einheit bildet.
Die Situation hatte natürlich auch etwas damit zu tun, dass meine Mutter meine Mutter war und ich ihr Kind: Es hätte sich alles sehr anders angefühlt, wenn ich eine fremde oder eine entfernter

verwandte alzheimerkranke Person betreut hätte. Ich war etwas Besonderes für meine Mutter, etwas, das kein professioneller Helfer ersetzen konnte, und ich wusste das. Und sie war etwas Besonderes für mich, etwas ganz anderes als eine Klientin. Es ist eine Art tiefer archetypischer Verbundenheit und Liebe zwischen Mutter und Kind, die ich schwer näher erklären kann, aber vielleicht auch nicht näher zu erklären brauche.

Ein weiterer positiver Aspekt meines Erlebens der Demenzbegleitung ist darin begründet, dass die Demenz und meine Kenntnisse über psychologische Begleitung zusammenpassten: Validierende, akzeptierende psychologische Begleitung ist natürlich eine andere Art von Interaktion als die, die ich bis dahin mit meiner Mutter kannte. Dadurch, dass ich diese in die Beziehung einbringen konnte, habe ich etwas dazu beigetragen, dass die Situation anders wurde, als sie früher gewesen war. Die Methoden, die ich gelernt habe, haben mir geholfen, gewisse negative Elemente meiner familiär gelernten Reaktionsweisen tendenziell durch positive zu ersetzen.

Aber auch meine Mutter hat durch ihre Demenz etwas zu einer besseren Interaktion beigetragen: An vielen Gesprächsausschnitten in diesem Buch wird deutlich, dass die Demenz gewissermaßen eine natürliche Quelle von Güte und Freundlichkeit freilegte, die vor der Demenz eher durch Konventionen und Alltagsroutinen überdeckt war.

Nehme ich nun noch den Aspekt der Vertrautheit unserer Beziehung hinzu, dann ergab sich eine Konstellation, die gleichzeitig mit der früheren Zeit mit meiner Mutter in einer Kontinuität stand, aber doch eine ganz andere Qualität hatte. Die Demenz hat uns beiden ermöglicht, anders zu sein und zu werden als früher.

Die Situation hatte damit ein Element von positiver Veränderung, ich würde sogar sagen von etwas Heilendem.

Die Chance, die in der Begleitung eines dementen Angehörigen liegt, wird übrigens in der Literatur oft erwähnt, meist allerdings nur sehr global dargestellt. Vicki de Klerk-Rubin (2006, S. 92), die Tochter der Begründerin der Validationsmethode Naomi Feil, schreibt hierzu sehr schön:

»Ein enger, liebevoller Kontakt zur Mutter im letzten Abschnitt ihres Lebens ist ein Geschenk für beide Seiten. Er kann heilend wirken, er kann ein befriedigender Abschluss von Angelegenheiten sein, die bisher nicht geklärt waren. Er kann Ihrer Mutter, wenn es soweit ist, zu einem friedlicheren Tod verhelfen. Wenn Sie Ihre Mutter in ihrem momentanen Zustand der Zeitverwirrtheit akzeptieren, werden sich Türen auf eine andere Beziehungsebene hin öffnen. Sie haben viel zu gewinnen, Ihre Mutter auch.«

Anhang

142

Literatur

Ratgeber für Angehörige

BUIJSSEN, Huub (1994): Senile Demenz. Eine praktische Anleitung für den Umgang mit Alzheimer-Patienten. Weinheim/Basel/Berlin: Beltz.

BUIJSSEN, Huub (2003): Demenz und Alzheimer verstehen – mit Betroffenen leben. Weinheim/Basel/Berlin: Beltz.

Bundesministerium für Gesundheit (Hg.) (2000): Wenn das Gedächtnis nachläßt. Ratgeber für die häusliche Betreuung demenzkranker älterer Menschen. Bonn.

FLEMMING, Daniela (2006): »Keiner ist allein«. Demenz und Alzheimer: Informationen und Hilfen für Angehörige. Weinheim/Basel: Beltz.

GÜMMER, Martina; DÖRING, Joachim (2007): Im Labyrinth des Vergessens. Hilfen für Angehörige von Demenzkranken. Bonn: BALANCE buch + medien verlag.

MARTIN, Mike; SCHELLING, Hans Rudolf (Hg.) (2005): Demenz in Schlüsselbegriffen. Grundlagen und Praxis für Praktiker, Betroffene und deren Angehörige. Bern: Verlag Hans Huber.

NIKLEWSKI, Günter; NORDMANN, Heike; RIEKE-NIKLEWSKI, Rose (2006): Demenz. Hilfe für Angehörige und Betroffene. Stiftung Warentest.

POWELL, Jenny (2005): Hilfen zur Kommunikation bei Demenz. Landesinitiative Demenz-Service im Kuratorium Deutsche Altershilfe (Hg.), s. Adressen.

Erfahrungsberichte

GRÖNING, Katharina; KUNSTMANN, Anne-Christin; RENSING, Elisabeth; RÖWEKAMP, Bianca (Hg.) (2004): Pflegegeschichten. Frankfurt/Main: Mabuse-Verlag.

TÖNNIES, Inga (2007): Abschied zu Lebzeiten. Wie Angehörige mit Demenzkranken leben. Bonn: BALANCE buch + medien Verlag.

Methodische Quellen

CORNELL, Ann Weiser (2004): Focusing: der Stimme des Körpers folgen. Anleitungen und Übungen zur Selbsterfahrung. Reinbek bei Hamburg: Rowohlt.

FEIL, Naomi (1993): Ausbruch in die Menschenwürde. Wien: Altern & Kultur.

GENDLIN, Eugene T. (1981): The politics of giving therapy away. In: The Focusing Folio, 1 (4), S. 14–19.

GENDLIN, Eugene T. (1987): Dein Körper – Dein Traumdeuter. Salzburg: Otto Müller Verlag.

GENDLIN, Eugene T. (1994): Körperbezogenes Philosophieren. Würzburg: DAF (Hg.).

GENDLIN, Eugene T. (1997): A Process Model. New York: The Focusing Institute. Auch unter www.focusing.org/process.html.

GENDLIN, Eugene T. (1998): Focusing-orientierte Psychotherapie. München: Pfeiffer.

GENDLIN, Eugene T. (2004): Focusing. Technik der Selbsthilfe bei der Lösung persönlicher Probleme. Reinbek bei Hamburg: Rowohlt.

KITWOOD, Tom (2000): Demenz: Der person-zentrierte Ansatz im Umgang mit verwirrten Menschen. Bern: Verlag Hans Huber.

KITWOOD, Tom; BREDIN, Kathleen (1992): Towards a Theory of Dementia Care: Personhood and Well-Being. In: Ageing and Society 12 (3), S. 269–287

KLERK-RUBIN, Vicki de (2006): Mit dementen Menschen richtig umgehen. Validation für Angehörige. München/Basel: Ernst Reinhardt Verlag.

MORTON, Ian (2002): Die Würde wahren. Personzentrierte Ansätze in der Betreuung von Menschen mit Demenz. Stuttgart: Klett-Cotta.

PÖRTNER; Marlis (2005): Alt sein ist anders. Personzentrierte Betreuung von alten Menschen. Stuttgart: Klett-Cotta.

PROUTY, Garry; PÖRTNER, Marlis; VAN WERDE, Dion (1998): Prä-Therapie. Stuttgart: Klett-Cotta.

REINSCH, Ursula (2006): Alt sein ist anders. Interview mit

Marlis Pörtner. In: Gesprächspsychotherapie und Personzentrierte Beratung Nr. 1, S. 5–8.
RENN, Klaus (2006): Dein Körper sagt dir, wer du werden kannst. Focusing – Wege der inneren Achtsamkeit. Freiburg: Herder.
ROGERS, Carl R. (1981): Der neue Mensch. Stuttgart: Klett-Cotta.

Was Sie sonst noch interessieren könnte ...

DAHLKE, Rüdiger (1992): Krankheit als Sprache der Seele. München: Bertelsmann.
FIEDLER, Petra; HOHLMANN, Uli (2006): Vertellekes. Ein Frage-und-Antwort-Spiel für ältere Menschen. Hannover: Vincentz Network.
GANß, Michael; GUNDUDIS, Konstanze; MUTHESIUS, Dorothea; WIßMANN, Peter (2006): Unerwartete Kunst. Die Ausstellung DEMENZ ART. In: Dr. med. Mabuse Nr. 163, S. 54–57.
HARDING, Douglas (1989): Das Buch von Leben und Tod. Basel: Sphinx.
MEERA (Mother Meera) (1991): Answers. New York: Meeramma Publications.
MIDDENDORF, Ilse (1991): Der erfahrbare Atem. Paderborn: Junfermann.
MINDELL, Arnold (1989): Schlüssel zum Erwachen. Sterbeerlebnisse und Beistand im Koma. Olten: Walter-Verlag.
NISARGADATTA, Maharaj (1980): Ich Bin. Berlin: Kristkreitz Verlag.

OSHO: Vigyan Bhairav Tantra. First Series. Köln/Zürich/Sydney, o. J.

RAM DASS (2001): Die Reise geht weiter. Den Kreislauf von Leben und Tod annehmen. München: Wilhelm Goldmann Verlag.

RICHARDS, Tom; TOMANDL, Stan (2006): An Alzheimer's Surprise Party. New sentient communication skills and insights for understanding and relating to people with dementia. Glenview, Illinois: Lulu Press.

SCHÜTZENDORF, Erich (1997): Das Recht der Alten auf Eigensinn. München/Basel: Ernst Reinhardt Verlag.

SOGYAL, Rinpoche (1994): Das tibetische Buch vom Leben und vom Sterben. Ein Schlüssel zum tieferen Verständnis von Leben und Tod. Bern u. a.: Barth.

WILBER, Ken (2001): Einfach »Das«. Tagebuch eines ereignisreichen Jahres. Frankfurt/Main: Fischer Taschenbuch.

Internetempfehlungen

The Focusing Institute: www.focusing.org
(enthält auch Links zu deutschsprachigen Seiten)
www.vfvalidation.org
www.validation-eva.com

Hilfreiche Adressen

Deutschland

Deutsche Alzheimer Gesellschaft e. V.
Friedrichstr. 236
10969 Berlin
Tel. 030-25 93 79 50
www.deutsche-alzheimer.de

Alzheimer Angehörigen-Initiative e. V.
Reinickendorfer Str. 61
13347 Berlin
Tel. 030-47 37 89 95
www.alzheimerforum.de

In Nordrhein-Westfalen gibt es auch regionale Demenz-Service-Zentren, über die die Koordinierungsstelle der Landesinitiative Demenz-Service NRW informiert, siehe:
www.demenz-service-nrw.de
Außerdem gibt es für NRW eine
Landesstelle »Pflegende Angehörige«
Tel. 0800-220 44 00
www.pflegende-angehoerige.net

Österreich

Alzheimer Angehörige Austria
Obere Augartenstr. 26–28
1020 Wien
Tel. 01-3 32 51 66
www.alzheimer-selbsthilfe.at

Schweiz

Schweizerische Alzheimervereinigung
Rue des Pêcheurs 8 E
1400 Yverdon-les-Bains
Tel. 024-4 26 06 06
www.alz.ch

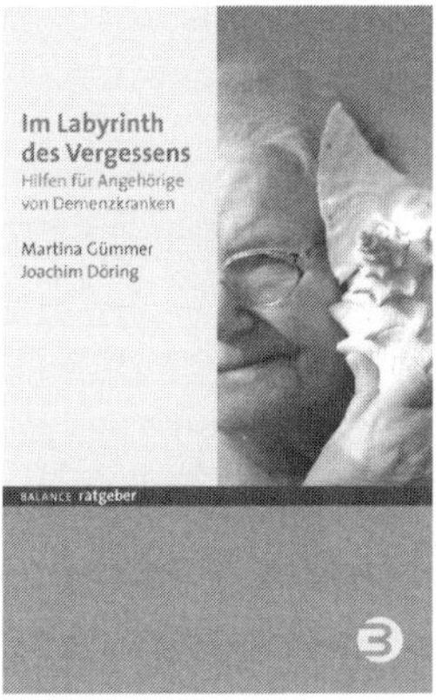

Im Labyrinth des Vergessens
Hilfen für Angehörige
von Demenzkranken

Martina Gümmer
Joachim Döring

BALANCE buch + medien verlag 2007
978-3-86739-016-3, 200 Seiten

»Das Wissen um Krankheitssymptome und therapeutische Möglichkeiten kann den Umgang mit Demenzkranken erleichtern. Angehörige benötigen aber mehr, um den Verwirrten manchmal über viele Jahre und bis zum Tod begleiten zu können. Die Möglichkeit der stunden- oder tageweisen Entlastung, das Recht, eigenen Bedürfnissen nachzugehen, eine fachliche Begleitung, die in Krisen auch nachts und am Wochenende erreichbar ist …«
Dieser Ratgeber hilft Angehörigen, die Symptome von Demenzerkrankungen zu verstehen und auf die Bedürfnisse dementer Menschen angemessen zu reagieren. Dafür bietet er viele praktische Anregungen, die sich prompt im Alltag umsetzen lassen.

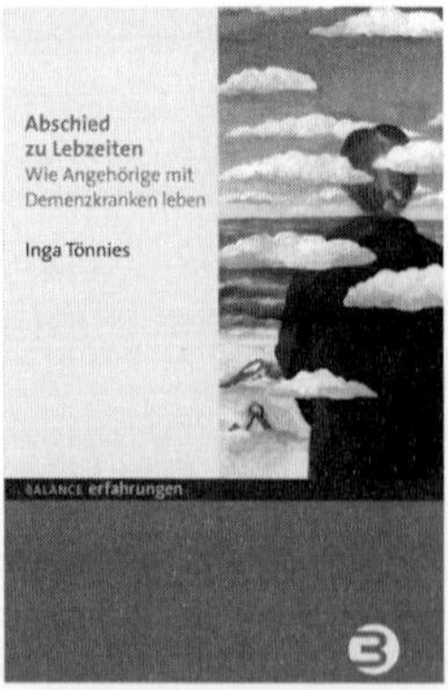

Abschied zu Lebzeiten
Wie Angehörige mit Demenzkranken leben

Inga Tönnies

BALANCE buch + medien verlag 2007
978-3-86739-007-1, 240 Seiten

Dieses Buch stellt die seelische Belastung von Angehörigen Altersverwirrter und Alzheimerkranker in den Mittelpunkt. Inga Tönnies, Tochter einer an Demenz erkrankten Mutter, befragte Partner und Kinder nach ihren Gefühlen und Bewältigungsstrategien.

»Angehörige von Demenzkranken werden mit diesen Berichten da abgeholt, wo sie tatsächlich stehen: in ihrer nackten Verzweiflung über das Nichterkennen, über den Undank und den verständnislosen Blick; in ihrer Wut über Fäkalien im frisch bezogenen Bett, das zerbrochene Glas ... Professionelle Besserwisserei bleibt dem Leser erspart, auch billiger Trost, noch billigeres Mitleid. Trotzdem gibt es Ratschläge, ganz en passant und darum umso praktikabler. Es tauchen Rettungsanker auf, die auch der Leser freudig ergreift: die Selbsthilfegruppe, der Pflegedienst, die Dementen-WG. Es werden Witze erzählt, und es darf endlich gelacht werden: mit den Dementen, wegen oder über oder trotz alledem.«

Ilse Eichenbrenner, *Soziale Psychiatrie*

»Trotz aller Tragik aber machen die Interviews in diesem Buch auch Mut – wenn man will, gibt es sogar kleine Liebesgeschichten. Dieses Buch gibt Kraft, ihm ist eine weite Verbreitung zu wünschen.«

Hanna Bieger, *Unsere Kirche*